カタストロフか生か

コロナ懐疑主義批判

La Catastrophe ou la vie
Pensées par temps de pandémie

Jean-Pierre Dupuy
ジャン゠ピエール・デュピュイ

渡名喜庸哲 監訳
TONAKI Yotetsu

明石書店

カタストロフか生か——コロナ懐疑主義批判

目次

序　文　9
第1章　最良の死　23
第2章　コロナ懐疑主義　29
第3章　いわゆる「生の神聖化」について　49
第4章　アントワーヌ・ルヴェルションとの対話　83
第5章　二〇〇〇年の詭弁　101
第6章　マスクと嘘　113
第7章　トリアージのむごたらしさ　123
第8章　「生物学的」な生──その偉大さと衰退　139

第9章　台風の目のなかの死　173
第10章　命の値段　189
第11章　スモール・ワールドにおける死　201
第12章　コロナ懐疑主義、四ヶ月を経て　213
第13章　問われる破局論　219
あとがき──否認の罠　235
謝　辞　241
訳者解題　243
原　注　289

多数の人々が鎖に繋がれている。全員が死刑宣告を受けており、毎日何人かが他の者たちの眼前で首を切られる。残された者は自らの境遇を彼らの仲間の境遇のうちに眺め、苦悩のうちに、そして希望もなくお互いを見つめあい、自分の順番を待っている。このような光景を思い描くがいい。

パスカル『論説による証拠 二』断章六、一六七八年[i]

それからは、人が死ぬのを見なければならなかった。死ぬことを拒否する人たちがいるのを知っていますか。死の間際に「いや!」と叫ぶ女性の声を聞いたことがありますか。ぼくは聞いたんです。それに慣れることはできないとわかった。[……]この世の秩序が死の原理によって支配されている以上、神にとっては、人間が自分を信じてくれないほうがいいのかもしれない。神が沈黙している空を見上げずに、全力で死と闘ってくれたほうが。[ii]

アルベール・カミュ『ペスト』一九四七年

i　パスカル『パンセ』中、塩川徹也訳(岩波文庫)、岩波書店、二〇一五年、九二頁
ii　カミュ『ペスト』三野博司訳(岩波文庫)、岩波書店、二〇二一年、一八七–一八八頁

二〇二〇年一二月一日

序文

予言されてはいるが、いつ起こるかはわからないカタストロフに直面したとき、時間はある特性を帯びる。私たちは、懸念された出来事がこれから生じると知っているときでさえ、あるいは、それが生じることが確実、ほぼ確実だと見なしているときでさえ、このような知〔認識〕を信へと変えることはない。人は知っていることを信じる〔確信する〕とは限らないのだ。

こうした局面に立たされたときの私たちの精神状態は、哲学にとってはスキャンダルとなる。通常、哲学において、知ることは信じること〔確信すること〕に論理的に優越すると考えられてきた。

世界がどのような性質を備えているのかを知るためには、いくつかの条件がある。この知が真であること、そう信じること、それも、たまたま生じた原因によってではなく、論証可能で「正当な理由」からそう信じることである。

世界についてのある命題が真であることを私が知っているとしよう。そのとき、私は当然それを信じているはずである。たとえば、私は、地球は平らではないとか、気候変動は単独で解決できる一過性の現象ではないとか、新型コロナウイルスのパンデミックは中国人の企みではないといった、真である命題を否定することはもちろんできる。だが、その場合、私はこれらの命題が真であることを知らないということになる。というのも、もし私がそれを知っているとすれば、「知る」という言葉の定義上、これらの命題が真であることを信じているはずだからだ。

しかし、知と信の関係が逆転する場合がありうる。それは、経験的な、つまり偶然的なケースでありながら、普遍的、あるいはほとんど普遍的なケースである。すなわち、死に対する私たちの関係、自分自身の死、私たちの死というケースである。このとき、信〔確信〕は知におとなしく従うことはなく、知に抵抗することになる。ジャック・マドールはこう述べていた。「私は自分が死ぬことになっているのを知っているが、そう確信してはいない」[1]。

二〇〇二年、当時はまだ〈九・一一〉のテロ攻撃の余波が残っていた。私は気候変動や核戦争やその他の生死に関わるリスクの脅威に思いをめぐらせており、ある本で問いを提起した。その思いはその本のタイトルに示されている。私たちはこれらの脅威に関して多くのことを知っている〔認識している〕にもかかわらず、すでに兆しの見えているカタストロフがこれから起こると信じて〔確信して〕はいないのではないか、というのがその問いだ。[2] 知〔認識〕に基づいて行動してはいないというのがその証拠だ。このことはどう説明したらいいだろうか。私は、個人的なものであれ集団的なものであれ、心理学的な説明は一切避けることにして、哲学の方に向かった。私が想起したのは、アンリ・ベルクソンが一九一四年八月四日、ドイツがフランスに宣戦布告したのを知らされたときの自身の精神状態について述べていたことである。ベルクソンは、このカタストロフを目の前にして自分と近親者たちを駆り立てたのがどのような気持ちだったかを回想しつつ、こう述べている。戦争は、自分たちにとって、「起こりうるもの〔蓋然的〕であると同時に不可能なものでもある。この複雑で矛盾した考えが、運命の日まで執拗に残り続けたのである」[3][i]。

カタストロフが起こりうる、しかもそのことはほとんど確実だと確信しつつ、それでもやはりそん

---

i　「起こりうる（probable）」ことは、蓋然性（probabilité）とも言われるが、これは同時に「確率」も意味する。ここでは、天気予報の降水確率のように、「高い／低い」という程度が問題になる。それに対し、「可能性（possibilité）」の方は、可能か不可能か、つまり程度ではなく有無が問題になる。

なことは不可能だ、ということなのだろうか。私は自分の考えている問題の鍵はこのきわめて屈強な思考にあると思った。懸念された出来事が非常に高い確率〔蓋然性〕で起こると確信するための必要条件があるとすれば、それは、そうした可能性を確信することだ、というのが常識的な考えだろう。だが、ベルクソンがはっきり述べているのは、そのような可能性を確信するのは、この出来事が実現した後なのであって、実現の前ではない、ということである。つまり、カタストロフは、それが現実的なものとなってはじめて可能なものと見なされる、ということだ。[ii]

私は、このパラドクスに影響を受け、自著の副題に「ありえないことが現実になるとき」という表現を選んだが、それがまずかった。私がこのようなタイトルを通じて、知〔認識〕から信への移行を可能にする方法を勧奨しているように理解されてしまったのだ。実際には、そうした理路が閉ざされていることを示そうとした。つまり、私が「賢明な破局論」と呼んでいるものは、カタストロフをより適切に予防するために、このカタストロフを確実なものと見なすことだと受け取られてしまった――そうなってしまえば解決不可能なパラドクスとなってしまうだろう。新たにこの議論に参加した「崩壊論者たち」は、この点を自分たちの「ライトモチーフ」とすることになった。[4] だが、ここで私の方法が実際にはどのようなものであったのかを述べるのはふさわしくないだろう。この方法論は、本書が対象とするものに直接的には適用されないためである。[5]

いよいよ本書の対象に触れるべきだ。カタストロフが到来すると知っているときでさえそれを確信するにはいたらない、と書きながら、この原則は、カタストロフがいまだ未来のものにとどまっているケースだけでなく、人々が身も心も災害の渦中にすでに投げ込まれているようなケースにもいっそうその力を発揮すると私はこれまで考えてもみなかった。私が以前挑んでいたのは、預言者がその言葉によってどのように不幸を避けるのに寄与しうるかを示すことで、いわば現代社会における預言者の地位をなんとか正当化することだった。[6] だが、コロナウイルスのパンデミックの場合には、私たちは皆、自分たちが今日なお置かれているこの状況——あと数年とまではいかないがおそらくは数ヶ月は置かれ続けることになる状況——のなかに一挙に投げ込まれている。とはいえ、エビデンスはどうでもいいとばかりに、今日人類に生じている事態に対して、ただの「インフルエンザ」以上の重要性を認めるべきではないと信じる者が世界のあちこちにいる。それゆえ、私が関心を寄せているのは、事態が重大だと知らない人々ではなく、重大だと知っているのに、あるいは知っているはずなのに、そう信じてはいない人々である。彼らの眼にはどんな鱗があって物が見えなくなっているのだろうか。[7]

ii　ベルクソンは「可能と現実」のなかで、優れた作品の発案について、そのアイデアは「可能性」として潜在的に過去にあったものが現実において実現したのではなく、作品が実現した後になってはじめて、「可能だった」というかたちで過去に投影されると述べている。ベルクソン「可能と現実」『思考と動き』原章二訳（平凡社ライブラリー）、平凡社、二〇一三年。

本書の野心は控えめだが、対峙する相手は控えめではない。問題は、私たちの国でもほかの国でも、ものを書いたり本を生み出したりできる知的で教養のある人々――「知識人」と呼ぼう――が、なぜこのパンデミックに関して理に適っていないことを述べることができたのか、あるいはいまもなお述べているのか、その理由を理解することにある。

私はこの危機が起こった当初からこの闘いを遂行しており、さまざまな媒体で自分の意見を述べる機会を得た。本書はこうした私の発言のうちのいくつかをまとめたものである。私はそこで、一切の感情を抑えることができたとか、純粋理性の名のもとで語ったとか言うつもりはない。率直に言って、私の動機には部分的には怒りがあっただけになおさらである。私が評価している知識人、さらには幾人かについては称賛すらしている人々が、政治的には無責任な振る舞いをしていたのだ。彼らは、洗練されてはいるが、自分たちの語っていることが、吐き気を催させるような政治勢力の語っていることと共鳴していることがわかっていないと思われる。そこには、フランスの革命主義の伝統ゆえか、自由の名のもとに国家を無きものにするような人々が含まれるし、アメリカにおける連邦政府の最高審級の支持を受けた――掻き立てられたとは言わないでおこう――極右勢力も含まれるし、ドイツやブラジルにおける、ナチズムや独裁を懐かしむようなファシストグループも含まれるし、さらには、いったんウイルスに感染するともう二度と感染しなくなると考えたり信じたりして、他者を感染させていないかを少しも気にかけない世界各国の人々も含まれる［第6章参照］。

知識人たちはさまざまな論点を提示する。だが、彼らとて、このパンデミックには何か常軌を逸したものがあること、現代史のなかで地球が自転をやめたはじめての機会であることをわかっていないわけではなかろう。彼らはこう反論するだろう。重要なのは、どのような方法をとるかだ、と。その際に重要になるのは、原則的には、大規模な脅威が潜んでいることを示す兆候である。だが、兆候は事態とは異なる。採用された方法が、脅威の甚大さと釣り合っていないこともありうる。その場合には、彼らが主張するように、以下のような二通りの非難が生じることになろう。「彼ら」が災禍の深刻さについてわれわれに嘘をついた、という非難。さらに、この嘘に基づき、「彼ら」は、適性を欠いていたために計算できず資源を浪費し、医師の権力と公衆衛生行政とをいっそう強固にするために根本的な自由を制限した――ミシェル・フーコーが述べた有名な「生権力」だ――という非難だ。

だが、採用された方法がパンデミックを押さえ込むという目的の追求に不釣り合いだったこと、いまもなお不釣り合いであることをどう証明したらいいだろうか。問題となっている方法が実施されなければ何が生じたのかを考えるためには、きわめて単純な方法がある。新たな薬品を市場に流通させるとき、製薬機関と医療行政は二つの場合を比較する。一つは、〔偽薬によって〕患者にプラシーボ効果を与える場合である。この場合、実際には費用はまったくかからない。もう一つは、問題の薬品を実際に投与する場合である。これらの二つの選択肢のコストと便益が比較され、薬品の製造・処方が適当かどうかが決定されるわけだ。こうして医師たちは、自分たちが「費用便益（coût-bénéfice）」と名づけられる方法を考案したと考えるのである。ここには、許しがたいとはいえ啓発的な英語からの借用が見られるが、(8) そもそもこれは、一九世紀後半に遡る経済学理論の数学化の副産物でもある。だが、なぜ懐疑主義的な知識人たちは、この方法を活用しないのか。なぜ、行動を起こさなかった場合に生じたはずの症例数、入院患者数、集中治療室の利用回数、死者数を勘定しようとしないのだろうか。

私にAとBの二つの行動の選択肢があるとしよう。そこでAを選択したとする。私は、自分が選択肢Bよりも選択肢Aをとった場合の方が好ましい状況にいる、と考える。これは、私がAを選んだからこそ、そのように評価しうることだ。だが、もし私がBを選んでいたら、Aを選んだ場合のBについての評価と同等の状況にいるかは確証がない。言い換えれば、経済学的な計算の前提になっているのは、Bについての「現行の」(つまり現実の)選択と、もし私がAを選んだ場合のBについての「反事実的な」(つまり「事実に反する」仮想的な)選択とでは、私がいる世界は同一である、ということである。もっと単純に言えば、ここに隠されている仮説は、「ほかにありえた」さまざまな世界は、私たちが現実にいるこの世界と同等の現実性をもっているということだ。[iii]

問題なのは、懐疑主義的な知識人たちがあたかもこの仮説を拒絶し、ほかにありえた世界が現実的な実在性をもたないと即座に認めているように見えることだ。そうなると、何も言えなくなってしまう。未来はなるようにしかならず、この未来にあらかじめ書き込まれていないことが起こるのは不可能だということになる。もしフランスにおいてわれわれが中国人やブラジル人のように振る舞ったとしたら何が起きただろうか、と問うても、彼らにとってはこの問いに答えなどない。そんな問いは意味をもたないからだ［第13章］。

私にとって、この種の哲学的な選択は支持できないものであるし、そこから、彼ら知識人の異様な主張のいくつかが導き出されると考えている。彼らのことは、今後コ、ロ、ナ、懐、疑、主、義、者と呼ぶことにしよう。(9)

＊＊＊

本書は、実際にはそうではないのだが、日記のような体裁をとっている。本書は、ここ数ヶ月のあいだに立て続けに起こった出来事を私がどのように体験したかを述べるものではない。少なくとも直接的にはそうではない。本書が関わっているのは、パンデミックの拡大に伴って提示された、多かれ少なかれ学問的なコメントに対して、私の頭によぎった考えである。言ってみれば、これはハン

iii 「反事実性」とは、過去のある時点で別の選択をしていたら、現在の「事実」とは異なる事態が生じることを指す。一般に「あのときこうしていたら、～だったのに」という条件文が示すものである。

ナ・アーレントの言う「思索日記」である。アーレントは、自分の考えを完成した著作のかたちで提示するのに先立って、その考えに形を与えるための著述の作業場のことを言い表そうと、この表現を使った。[10] この方法をとることによって、論じられる主題や、考察のきっかけとなった情勢に合わせながら、自由にスタイルを変えることができる。それぞれの章には日付がついている。これは、実際に公表された論考がある場合には公表の日付に、そうでない場合には、あれこれの出来事や、着想が閃いた時期に対応している。日付をつけたことに利点があるとしても、それはきわめて相対的なものにすぎない。より重要なのは、時系列である。もちろんそれは、パンデミックの進行を反映してはいるが、とりわけ考察のダイナミズムに対応している。各々のテーマがまた別のテーマにつながっていくというかたちで検討されている、ということだ。それゆえ、重複も避けられなかった。ローマ風のタイル屋根のように、一つの考えが一つの章で生まれ、それがその後の章で繰り返されて展開していくというかたちだ。各章は相互に関連している。前の章が後の章に関わることもあれば、時には後の章が前の章に関わることもある。そのため、ある程度までは、どのような順序でも本書を読むことができる。

扱う主題からして、私が、こう言ってよければ……マスクをしたままでいるのはありえないだろう。問題の案件が私にとって始まったのは、二〇二〇年二月の終わり、私がブラジルのサンパウロの娘と孫のところにいたときだった。彼らはブラジルの国籍をもっている。私は当時七八歳で、重い外科手術の後の心肺リハビリテーションを終えたばかりだった。私はすでに、ウイルスに関して情報を得ており、自分自身がウイルスにとって標的であることを十分に理解していた。ブラジルでも、何か甚大なことが起こりつつあることは皆意識していて、薬局では、朝の開店から一五分も経たないうちにアルコール消毒液のストックが尽きていた。ただし、私の認識はそのときはまだ十分ではなかった。何といってもブラジルのことだし、二〇二〇年のカーニヴァルが終わったばかりで二〇二一年のカーニヴァルの予行練習が全面的に始まっていた。そのこともあり、私はある晩、リオのラパ地区で最も有名なサンバのクラブの一つで友人たちのグループに躊躇なく合流してしまったのだ。五階建ての集積所のような建物のなかで、およそ三〇〇人が熱気に満ちたバトゥカーダ〔サンバのスタイルの一つ〕のリズムに合わせて体を揺らしていた。少なくともその晩は、私はウイルスに感染しなかった。

私は、こうした事情を踏まえて、これから闘いを挑む論敵たちにあらかじめ武器を与えておきたい。本書の日記のなかで、私は、自分にとってはあまりにも自明であることを述べることもある。すなわち、若い人たち、あるいはそれほど若くない人たちにも、最初のロックダウンが解除された後の感染の再拡大に重大な責任の一端がある、といったことだ。もちろん、私のことを、自分が知りもしない若者にくどくど説教する気難しい老人だとする向きもあろう。

五月中旬にフランスに戻ってから、私は自分のアメリカ合衆国への査証が停止されたことを知った。トランプ大統領が、もちろんフランス人を含むヨーロッパ人の多くに対してパンデミックを制御できていないことを理由に、国境を閉ざすことにしたのだ。フランスも即座に国境を閉ざした。ロックダウンの始まりである。私はスタンフォード大学で悪の問題について講義をもつことになっていた。スタンフォードは資金が潤沢にある私立大学だ。その時点で、スタンフォード大学は決断を下した。相当な費用がかかっただろうが、二〇二〇年春学期および二〇二〇‐二〇二一年度の「学部」のすべての授業を遠隔で実施することにしたのだ。そのため、私はZoomというソフトのおかげで自分の授業をパリのアパルトマンから行なうことができた。学生は一人もカリフォルニアのキャンパスにはおらず——もっともその大部分は閉鎖されていた——、アメリカ西部から中国に至るまで各々自宅に戻って授業を受けた。私がこの日記を書くことにしたのはこうした背景においてである。

序文を終えるにあたり最後に一言付け加えておきたい。本書で私は、私が「知識人」と呼ぶ著者や思想家を批判している。私ももちろん彼らと同業者ではある。大学で教鞭をとり、論文や本も書いている。公的な討論にも参加している。つまり、私は裁定者であると同時に、当事者でもある。とはいえ、私と同業者たちとを区別する特徴が一つある。この特徴は、プラスとなるはずのものだが、フランスでは長いあいだマイナスだとされてきたものだ。それは私が科学の、より正確に言えば数学と論理学の教育を受けてきたことだ。かつて、これらの領域と哲学の往来が自明とされていた時代があった。冒頭に引いたパスカルがそうだ。今日、アメリカでは事情が異なるが、いずれにしてもフランスでは、知識人のかなりの部分、とりわけ哲学者は、ただもっぱら文系の教育を受けてきただけでなく、科学や技術は毒だと告発し、自分たちこそ必要な解毒剤を用意していると述べることを自らの義務だと思っている。この意味では、その道を切り開いたのはハイデガーとサルトルである〔第8章〕。生を切望したウイルスという主人公が私たちに寄生することで生を見出すという悲劇を扱う場合には、これらの知識人たちが被っている半身麻痺は、深刻なハンディキャップとなるように思われる。

第1章　最良の死

二〇二〇年五月一〇日

　私は、ある人が「形而上学的精神」を有しているかどうかを見分けるための基準をもっている。それは、その人の職業や教育にも、また信仰する宗教がある場合はその宗教にも関係ないものである。あるいはその人がプロの哲学者であるかどうかも関係ない。それは、彼らが最も恐れるものは何かを尋ねることである。すなわち、〔自分が〕死ぬということか、それとも死それ自体か、という問いである。私が「形而上学」と呼ぶのは、科学が解明することのできない問い、しかし同時に動物のように生きることを望まないのであれば答えざるをえない問いのことである。この問いを尋ねられた者のほとんどは、死を恐れていないと答える。その理由を訊くと、エピクロスなど読んだことがない者でも以下のように答える。すなわち、自分が死んでいる状態にあるとき、死んでいるのは自分ではない、なぜならそのとき自分はもはや存在しないのだから、と。他方で彼らは、死に先立って生じる衰弱と苦痛の時間には恐怖を抱く、ということを認める。こう考える人たちは形而上学的な領域に足を踏み入れることはできない。この判定は非難でもなければ侮辱でもない。各人各様の考えがあるからだ。

二〇二〇年三月から四月にかけて私たちが過ごした数週間は、死が身の周りの至るところにあった。私たちは、ロックダウンによって子どもの頃に考えたあの大きな問いを提起あるいは再提起することになった。すなわち、私がより良く死ぬにはどうしたらよいか、という問いだ。

リオデジャネイロからパリへと運行しているAF447便の乗客として螺旋を描いて海に墜落すること、それが私にとっての良い死の一つなのかもしれない。二〇〇九年六月一日に起きた墜落事故の前日、ブラジル人のわが娘ベアトリスはその便に乗って旅行していた。彼女は危うく事故に遭うところだったわけだ。私は、論点を明確にするためにこの出来事をあまりに頻繁に話題に出してしまったが、そうすることで自らの犯した過ちを償えればと思っている。この種の体験は沈黙と黙想を求めるものだからだ［第7章］。

あるいは、火事から逃れるために、燃えあがる一一〇階建てのビルから身を投げるのもいいかもしれない。世界中のカメラに収められるのは崇高な死だろう。地面に着く頃には窒息してからかなりの時間が経っているので、もはや何も感じないだろう。

パリ上空で爆発する核爆弾の閃光によって、一ナノ秒で見る影もない姿に変えられてしまうのもいいかもしれない。これはおそらく私たちが想像することのできる最速の消滅だろう。

私はこれらの死を恐れてはいない。しかし看護師が語るにふさわしい言葉が見つからないと述べるほどの残酷な死に方で死ぬこと、たとえばコロナウイルスの患者のように人工呼吸器につながれながら最期を迎えることは御免だ。勘弁してほしい。願わくはそんな死は避けたい。人工呼吸は自然呼吸の真逆である。後者では息を吸いながら胸郭を膨らませ、内圧が低下して吸気が生じる。人工呼吸では、気管にゾンデ〔細い管状の医療器具〕を挿入し、高圧の空気を吹きつけて、さまざまな液体で化膿した肺胞を開く。クラーレ〔麻酔薬の原料となる有機化合物〕によって麻酔されていても、高圧で容赦なく吹き込まれることによって生まれたダメージは確かに残る。広大な海に沈み、溺死しかけるようなものである。酸素が欠乏すると、水がなくて瀕死状態の鯉のように、血圧が大幅に低下し、腎臓が動かなくなり、心臓が止まる。四月、ニューヨークにおいて気管挿管を施された六五歳以上のウイルス感染者はほぼ全員死亡したと言われている。死を免れた二、三％の患者もおそらくは死ぬことを望んだであろう。患者はもはや自分自身ではいられない。呼吸が非常に困難になり、話すことができない者もいれば、考えることすらままならない者もいる。いや、本当に、私はこのような死に方はしたくない。

しかしこのように死ぬことでさえ、なんということはない。限りなく何ものでもない。死、自分自身の死、私の死、この悪しきものの極みに比べれば、なんということはないのである。問題は、私が自分の死についていつも考えてしまうことにあるのではなく、私が生き続けることができなくなってしまうことにあるのだ。というのも、あらゆるものを自然界に帰着させようとする風潮がわれわれに囁くのとは反対に、またすでにエピクロス、マルクス・アウレリウス、ルクレティウス、エピクテトスが述べているのとは対照的に、死は完全に生の外にあるからである。私の携帯電話が私のバッグのなかにあるのとは異なり、死は生のなかにはない。私はそのことをごく稀にしか熟考しないが、しかし常に考えてはいる。とはいえ、誤った知がわれわれに告げるのとは反対に、どうしたって生きているあいだに死を想像することはできないし、想像することでそれを飼いならすこともできない。それこそが絶対的に恐ろしいことなのである［第9章］。死は呪いであり、しかも比類なき呪いである。なぜなら、死は生というきわめて善きことの剝奪であるからだ。こうした考えは、生がわれわれにもたらす価値を測るには生を犠牲にする状態に置かれることが必要だと主張する人々の考えに反する。彼らが最初の一歩を踏み出してくれればいいのだが！　いずれにせよ、生を犠牲にする覚悟ができている者はそうした主張は口にしない。そんなことを高らかに主張する者は、生とその儚さにひどく執着していることを自ら示してしまっているのである。

福音書には、キリストが発した「死んでいる者たちに自分たちの死者を葬らせよ」〔「マタイ」八章二二節〕という一見無意味でひどい一節がある。しかしよく考えてみると、キリスト教徒であろうとなかろうと、この一節はきわめて深遠なものである。死はそれ自体にしか関係がなく、生とは何の関係もない。それは、吸収したものを決して吐き出すことのないブラックホールのようなものだ。われわれは自らの全霊をもって死に対し「ノー」と言わなければならない。ウラジミール・ジャンケレヴィッチが述べるところでは、死に至るほかないという不可逆性に立ち向かうには、救済策は一つしかない。それは「人間が、未来に対して、将来に対して喜びに満ちた同意をすること」[1]である〔第13章〕。

第2章　コロナ懐疑主義(1)

二〇二〇年五月二〇日

私は、メディアでの活躍で有名な哲学者アンドレ・コント＝スポンヴィル（André Comte-Sponville）と長年にわたる付き合いがある。彼には才能があるとも思っている。私が「コロナ懐疑主義」と名づけた領域に足を踏み入れたのは、その彼に導かれてのことであった。この呼称はきわめて見苦しいものだが、私が批判しようとしている立場にはふさわしい。私は以下で彼のことをＡＣＳと呼ぶが、それは、彼の名を略記するためでも人格を攻撃するためでもなく、私と対立する彼の考えを示すためだ。私は愕然とした。彼はラジオや紙面などあらゆる媒体に現れ、至るところで同じ話を繰り返し、

「パンデミックについての話題が多すぎる」と不満を漏らし――彼自身もそのことしか語っていないのだから自己矛盾する発言だ――、健康上の危険はさほど深刻ではないのに、それを抑制するために用いられる方策は莫大だ、という同じ話をまくし立てていたのである。

友人の一人として、私はショックを受けた。だが「ショック」というのはあまり適切ではない。なぜなら、まるで何よりもそれが価値観をめぐる対立、すなわち「神々の闘争」であり、それゆえ判定不可能であるかのように聞こえてしまうからである。事態はより深刻だった。率直に言って、この主題について、彼は考え違いをしているし、彼の議論は妥当ではない。私は哲学者として、そのことを懸念している。あらためて考えてみると、彼の価値判断は許しがたいものであった。そのことが彼から発せられたのが私には悩ましかった。彼の執拗に繰り返される話がさまざまな詭弁に基づいていることを理解すると、大変不快な気分になった。しかも実のところその詭弁は単一のもので、論理学や形而上学がまさしく指摘しているものなのである。

しばらく後になってから知ったのだが、ＡＣＳはより大きなムーブメントの先駆者だった。そこに集結した知識人たちは、ＡＣＳほどはメディアに現れないが、彼に劣らぬ影響力をもっていた。

A　論点と論証の誤り

1．「世界の終わりではありません！」

ＡＣＳは講演のたびに、このウイルス（SARS-CoV-2）の致死率が低いことに言及している（二〇一九年のCorona Virus Diseaseという英語から取られた「COVID-19」という名称は、「病（la maladie）」〔フランス語では女性形〕に関わっているため、フランス語では女性形にした方がよい）。だが修飾語を伴わない「ウイルスの致死率」という表現は、一〇歳か一一歳のときに歴史の授業で私を笑わせた「ナポレオンは何歳だった？」という馬鹿げた冗談と同じくらい無意味なものである。当然のことながらウイルスの致死率は、ウイルス自体に内属する「第一の」性質ではなく、多くの要因に左右される。内的な要因もあれば、外的な要因もある。まず、感染者数に対する死亡者数の割合を示す致死率は、感染の進行状況に依存する。感染症だけを見ると、致死率は低くなる傾向にある。それに対し、外的な要因は多岐にわたっている。たとえば、感染を抑えるためにとられた政策（ロックダウンや集団免疫の模索など）、人口ピラミッド、世界の地域間の差異（たとえば温暖な国と熱帯地域の違い）などである。

若干の表現の違いはあるが、[2] ＡＣＳの文章のそれぞれには次のような括弧書きがある。

> 致死率は一、二％（未診断のケースを考慮するともっと低いかもしれません）であると、念を押しておきましょうか。このことは、控えめに言っても、大多数の人々に希望を与えるでしょう。

彼はここで見事に詭弁を弄している、と誰かが指摘するべきだった。こうして括弧書きにすることで、問題となっている一、二％は上限であり、実際にはもっと安心できると彼は言いたいのだろう。だが少し考えればわかるように、未診断のケースは、ほとんどが無症状（その割合はまだ正確にはわからないが、二〇～四〇％と推測され、かなりの割合を占めている）なのだから、これを考慮に入れてもCOVID-19によって死亡する機会が変わることはまったくない。〔未診断のケースを考慮すると〕たしかに致死率は下がるが、ウイルスに感染する機会も同じ割合で増えるため、全人口に対する――単に感染者に対するものではない――死亡率は変わらない。致死率は従来考えられてきたよりも低くなるが、ウイルスの感染力は強くなる。ウイルスに感染した場合の死亡率が低くなるとしても、感染する機会は増える、ということである。

ＡＣＳはさらにこう言う。

このウイルスは、フランスで数十万人、世界全体で数百万人を死に至らしめる可能性があります。しかし、公衆衛生という観点から見ればきわめて深刻で、ロックダウンも正当化されるでしょう。個人にとってはほとんど危険のないウイルスなのです（感染力は平均的で、致死率は低いのですから）。

ウイルスの感染力も致死率と同じくナポレオンの年齢のようなものだ。そのことは何も意味していない。感染力の指標となるのは、新規感染者がどれほどさらなる直接感染を生み出すかを示す数値、すなわち、よく知られたR係数である。[i] 感染が始まった当初は三・五であった数値が、ロックダウンの第一段階が終了した五月一一日には〇・六にまで激減した（コロンビア大学の研究によると、パンデミック開始時の中国においては、五・七という驚異的に高い数値が示されている）。これは核分裂の連鎖反応のようなもので、Rが一よりも小さい場合には感染が終息に向かい、Rが一より大きい場合には急拡大する。もしそのまま感染拡大を放置していたらカタストロフに陥っていただろう。なぜならRが三・五の場合、一〇回の周期を経ると（一回の周期は二週間としよう）、つまり六ヶ月以内に、一人の感染者が三・五の一〇乗の人数、つまり二七万五〇〇〇人以上の感染者の感染源となったことになるからである。まさに指数関数のマジックである。数値が高いほど、それに比例して単位時間あたりの数値の増加量も大きくなる。これを「平均的な」感染力と言えるだろうか。最大値の場合には、むしろとてつもなく強い感染力となるというのに。フランスがそうだったが、劇的な措置を講じることで臨界点以下にすることができたのは幸いであった。

コロナウイルスについて、ここでささやかな指導《チュートリアル》をするのもおそらく無意味ではないだろう。まず

i　医学用語でウイルスの基本再生産数。一人の患者が何人に感染を広げる可能性があるかを示す。

は注意事項からである。以下で用いる表現は、あたかもウイルスが意思をもつものであるかのように思われるかもしれないが、もちろんそうではない。それは生きてさえいないからだ［第8章］。生物学者があえてこのような省略話法を用いるのは、これらのメタファーの根底に自然淘汰というきわめて機械論的な説明があるからだ。ウイルスは生きているのではなく、生きているものを切望する。それは究極の寄生虫であり、宿主という実際に生きているものを必要としている。コロナウイルスは、宿主を殺せば自分も死んでしまうことを理解している。だからこそ、自己複製率を最大化するため、致死率の代わりに感染力を高めている。SARS-CoV-2は、このような進化の集大成である。

嫌というほど何度も言われてきたように、瞬く間にパンデミックとなってしまったこの感染症を抑えるための最善の手段は、ワクチンや治療法がない場合には、人間同士の伝達の連鎖を断ち切ることである。フランスは、ひとまずこれに成功したが、次なる感染爆発によってR係数が手に負えないレベルまで上昇することのないよう注意しなければならない。それはすぐにでも起こりうることだからである。

このパンデミックは規格外の出来事であり、規格外の策でしか対抗できない。世界の人口の半分がロックダウンの影響を被ったが、フランスの場合はその対策が功を奏したようだ。これが割に合うものであったのか疑問を呈するのは詭弁である。だが、ACSが語るように、このパンデミックは「結局のところ世界の終わりではない」のだとしたら、なぜ二ヶ月以上も産業化された世界の経済を停止させたのか。なぜそんなに大騒ぎしたのか。これは、世界中の情報科学者が西暦二〇〇〇年への移行時に「コンピュータがクラッシュするのではないか」と大いに懸念した問題〔Y2K問題〕を彷彿とさせる。年号のコードが下二桁に限定されていたことで、コンピュータが一九〇〇年と二〇〇〇年の区別をつけられなくなり、次々と深刻な影響をもたらすことが想定されていた。膨大な対策が講じられたことで、懸念されたカタストロフには至らなかった。だが、多くの人々がこれを「たいしたことないのに大騒ぎした」と結論づけたのだ〔第5章〕。ACSの詭弁は、このアナロジーによって首尾よく説明できる。同様の詭弁は、さまざまに扮装するコロナ懐疑主義者の大多数に見受けられる。私は以後これを「Y2K問題の詭弁(3)」と名づけよう。

2.「貧困は死を招きます。しかもウイルス以上です」

この表題が、コロナ懐疑主義のもう一つのライトモチーフである。これは、今回のパンデミックについて、たしかに「インフルエンザもどき」――これはブラジル大統領の発言だ――よりは深刻だが、至るところで叫ばれているほどの災難ではないと言って、パンデミックをそれ相応のものとしようとする主張だ。それなのにあまりに強制的な措置をとることによって、経済が破綻して貧困が引き起こされるというわけだ。

この比較は対象を欠いており、不合理ですらある。経済の破綻による死者数も、ウイルスによる死者数も、その規模を確定することはできない。それらは変数であり、しかも相互依存関係にある変数だ。これを明確にするために、簡単な表記を使おう。MとVはそれぞれ死者数を表し、貧困によるものをM、ウイルスによるものをVとする。経済的な負担のかかる衛生対策が有効だとすると、より高いMとより低いVには相関関係があると想定すべきだろう。Vが下がれば、Mが上がる。したがって、貧困がウイルスよりも死を招く場合があることは確かだ。しかし、これでは衛生面で十分に有効な対策が、経済面では高い代償を伴うということがわかるだけで、貧困やウイルス全般については何も明らかにならない。MからVを引いた値は、Mが十分に大きくなれば、マイナスからプラスになるだろう。

ACSは、国民的議論の場に経済学者がいないことを嘆く。私にとって、経済学者の考えは、命の価値という重要な問題について過剰なまでにどの立場をとるかを迫るように見える［第10章］。だが少なくとも、彼らは合理的選択理論を領分としているのだから、MとVを比較するのは間違っており、さまざまなMの値を比較すべきだと指摘するだろう。Mが高くなれば、Vは低くなる。しかし、Mが低くても、たとえばウイルスの脅威を気にせずに以前と同じように生活する場合には、Vは著しく高くなるだろう。私の第二の祖国であるブラジルとアメリカ合衆国を見ればわかる。後者では、この病の深刻さに対する認識が遅れたため、ソーシャル・ディスタンスの措置は二週間遅れで実施された。これにより五万五〇〇〇人の命が失われた。またブラジルに関しては、大量の犠牲者が出ている。公表されている数字を一〇倍から一五倍にしてはじめて、そこで繰り広げられている惨劇のリアリティが感じられるのではないかと思われる。

さらに、はじめからMが低いシナリオにおいて、この低い状態がどれほど長く続くかは定かではない。墓場では経済は回すことはできないだろう。ただ一つ意味のある比較は、病気によるものと経済によるものという二つの破局のシナリオの比較であり、コメンテーターの多くが指摘するような、経済的な破局か、それによってようやく受忍されうるようになった公衆衛生状態か、という比較ではない。

やはりここでもY2K問題の詭弁の罠に陥っている。公衆衛生状態がようやく受忍された場合でも、それに費やされた経済的コストの大きさが強調され、あたかも後者がなくても前者が得られるかのように見なされてしまう。だが、それは間違いだ！　このことを明らかにするには、この経済的コストが存在しない反事実的なシナリオを考えればよい。そうすれば、公衆衛生上の破局という観点からのコストがどれほどなのかがわかるだろう［第5章］。

3．「医療は高くつくのです。フランスに世界で最も優れた医療があるのは、国が豊かだからです。経済を破綻させてまで公衆衛生の支出を増やそうと考えるのは、明らかに間違いでしょう」

この経済と公衆衛生の関係をめぐる議論は、すでに経済とエコロジーのあいだでなされている。地球温暖化対策を進めるためには、繁栄した経済とダイナミックな成長が必要だと言われてきた。問題は、ダイナミックな成長が地球温暖化を助長しかねないことだ。コロナ禍の場合には、強い経済力を維持するために、あまりに早急にロックダウンを解除してしまうと、自称世界最高の医療が崩壊してしまうとしたらどうだろうか。すでに告発されているものほど明瞭ではないかもしれないが、この因果関係を無視すること、そして公衆衛生や気候への悪影響とは無関係に強い経済を現在のカタストロフから幸いにも脱出させてくれる必要条件とするかのように振る舞うこと、そこにこそ、真の誤謬がある。これはY2K問題の詭弁のもう一つのバリエーションである。

しかし、コロナ懐疑主義者の大部分は合理的選択論の理論家ではなく、哲学者である（アメリカでは、最も偉大な哲学者、形而上学者、さらには神学者の一部が合理的選択理論に決定的な貢献をしている。私は特に、W・V・O・クワイン、ドナルド・デイヴィッドソン、デイヴィド・K・ルイス、ロバート・スタルネーカー、グレゴリー・カフカ、アルヴィン・プランティンガのことを念頭に置いている。だが私たちのいるフランスでは、境界線はしっかり守られている）。ちなみに、私の非難しているこの詭弁は、哲学において、より正確には様相の形而上学においてよく知られたものである。[ii]「Y2K問題の詭弁」の典型的な例に戻ろう。そこではまるで、起こらなかった事態――恐れられていた情報処理上の重大なバグ――が、起こりえなかった〔不可能であった〕ものだとただちに見なされ、そして、実際の工程が因果関係のあるプロセス（情報処理システムを時間内に変更するために数千億円が費やされた）であったにもかかわらず、無駄なプロセスであるとされたのだった。

起こらなかったものを起こりえなかったもの〔不可能〕とする様相理論がある。私が思い浮かべているのはベルクソンの理論である。彼の「可能と現実」という論考で素描されているこの理論によれば、可能性は現実に先行するものではなく、現実〔の実現〕とともにのみ生じる。ここで私はとりわけディオドロス・クロノス[iii]によるいわゆる「支配する者の議論」を念頭に置いているのだが、その最後の公理は「決して実現しない可能性がある」というものだ。このディオドロスの推論によって導かれた公理を否定するならば、あらゆる可能性は実現する、あるいは今後実現するはずである。したがって、決して実現しないような出来事は不可能である〔起こりえない〕と見なさなければならない［第5章］。

このように、「Y2K問題の詭弁」をいわば正当化するような様相理論は存在する。だが、この理論は一貫しているとはいえ、好ましくない結論を導いてしまうことを認めなければならない。(4) とりわ

ii 「様相」とは、事物の存在の仕方のこと。○○が「ある」かどうか（存在性）、「ありうる」かどうか（可能性）、「必ずある」かどうか（必然性／偶然性）などが問題となる。アリストテレスに端を発するが、現代の可能世界を問題とする分析哲学や論理学で扱われている。

iii 古代ギリシアの哲学者。様相理論の先駆者として知られる。

け、この理論においては、いかなる予防も考えられなくなってしまう。予防が成功したとすると、予防すべき出来事が実現しないのだから不可能であった〔そもそも起こりえなかった〕ことになるため、予防はただちに失敗したことになってしまう。予防は成功した瞬間に無駄であったことになってしまうのだ。これこそが詭弁である。

COVID-19のパンデミックはきわめて深刻である。幸運（ワクチンの発見）や奇跡（すでに起こっていることだが、ウィルスの良性型への突然変異）が起こらない限り、この災禍はまだ長いこと続くだろう。懐疑論者が腐心しているように、見せかけの議論でその重大さを矮小化することは、市民意識を著しく欠いた行為だ。というのも、考える能力、すなわち論理的な思考力がなければ、真の市民としての資格はないからだ。考える能力は、論理的な思考力だけに限定されないのは確かだが、後者がなければ前者は空虚な言説を生み出すだけである。

B　私を突き動かす価値判断

ACSは、この疫病によって死に至るのは主に彼が「高齢者」と呼ぶ人々であると強調する。主要な報道機関は、年齢が「死亡率の主な危険因子」であると伝えている。厚生省は、死者の一〇分の九が六五歳以上であると毎日繰り返している。それで私が思い出したのは、何年も前に公営の宝くじが出した、「当選者の一〇〇%がくじを購入している」というよく練られた広告である。この文言は真実を述べているのだから、虚偽広告として非難はできない。ただのユーモアのつもりだったのだろう。ただ、このユーモアは、実際くじを買った多くの人々の脳裏によぎったのではないだろうか。確率のことなると詭弁がつきもので、これまでもその実例をいくつか見てきた。もちろん、タバコ屋で宝くじを買って運だめしをするように容易に自分の年齢を変えることはできない。だが、このような決まり文句を見聞きすると、多くの高齢者が自らの身の危険を感じることは否定できないだろう。

宝くじに当選するには挑戦しなければならないというのは疑いようもない。だが、挑戦したからといって当たる見込みは限りなく低い。高齢であるためにウイルスによる死が引き起こされやすくなるのは確かである。だが、実際に高齢である場合、ウイルスによって死に至る見込みはどの程度なのか。きわめて簡単な計算だ。私の日記で本章を書き終えたのは二〇二〇年五月二〇日だが、その時点で、ウイルスによる犠牲者は二万八〇〇〇人である。そのうち一〇分の九が六五歳以上であるならば、高齢者の死者数は二万五〇〇〇人となる。フランスの六五歳以上の人口はおおよそ一二六〇万人なので、その割合は〇・二%ということになる（注意：これはウイルスに感染した人に対する致死率ではなく、全人口に対する死亡率である）。したがって、騙されやすい人が宝くじに当たるよりも、高齢者がこのウイルスで死ぬ見込みの方が明らかに高いとはいえ、その確率はいまだ比較的低い。ウイルスがなくとも遅かれ早かれ別の原因で死ぬ場合もあるのは言うまでもない。

もちろん、このような幸運な結果がもたらされたのは、六五歳未満の人々がそれなりにロックダウンを遵守し、他者に対して良識的な振る舞いをし、また多くの高齢者が隔離された状態で生活したおかげである。医療設備の充実した老人ホームで痛ましくも多くの犠牲者が出てしまったのは、その例には当てはまらないのだが。

それゆえ、高齢者は若者や壮年者に対して借りがあると指摘する人は多い。だがそのとき、高齢者にウイルスをうつすのが若者や壮年者であることに触れられることはない。彼らのR係数は明らかに高齢者よりもはるかに高い。ロックダウンが終わった直後の経験がそれを裏づけている。感染症において、人は誰かに感染させられるし、誰かを感染させもするということを若者の多くは知らないようだ。彼らは、高齢者自身と同じように最も高い代償を払うのは高齢者だと思っているがゆえに、自分たちはあらゆる制約から自由であると考える。だから、若者は気にしない。こうして彼らは、両親や祖父母を感染させるわけだ。ACSはこのことについてはだんまりである。世代間の連帯について哲学者フランシス・ウォルフから問題提起されたときも、次のように応えていた。

〔世代間の〕連帯は普通は非対称なものですし、そうあるべきです。私は、当たり前のルールとして、親が子どものために犠牲になる方が、その逆よりも好ましいと思っています。自分の子どものために命を捧げない人がいますか。子どもたちが私たちのために命を捧げるなんて、我慢できますか。

こうしてACSは二つのことを忘れ、過ちを犯してしまっている。彼はまず、ルールが完全に対称的であることを忘れている。というのも、民法典の第二〇五条では「子は皆、自らの経済的能力と受益者の必要に応じて、困窮した親を援助しなければならない」と規定されているからである。そして何よりも彼が忘れてしまっているのは、国を守るために、あるいは他国を攻撃するために武器を取ることになれば、戦場に送られるのは老人ではなく若者であって、その逆ではないことである。この場合の誤謬は、老人と若者のあいだの相互関係を見ていないことだ。高齢者にウイルスを感染させるのは若者なのだから、高齢者が〔命という〕代価を支払っているのと同様に、若者がロックダウンという代価を支払うことなど些細なものだ。

ACSは高齢者に対してきわめて冷酷である。だからこそ次のようなことを書くのだろう。

平均年齢八一歳のコロナウイルス〔による〕死者の一万五〇〇〇人〔現在二万八〇〇〇人〕は(5)、ほかの六〇万人〔毎年この国で亡くなる人々〕よりも、私たちが同情すべき、あるいは関心を払うべき人々なのでしょうか?

ここでもまた、悪魔は挿入された文句のなかに潜んでいる。実際、なぜ高齢者にとりわけ関心を払うべきなのか。ちなみに、ＡＣＳは、高齢者自身も自らの命に固執していないと指摘している。彼は次のように書いている。

［……］老人は［……］たしかに若者よりも危険に晒されていますが、〔老人は〕自分自身の寿命を喜んで受け入れている場合が多いのです。彼らは正しい！　六八歳や九〇歳で死ぬことは、二〇歳や三〇歳で死ぬことに比べれば悲しみなどほとんどないのです。

彼は論理的に間違っているだけでなく、それと同じくらい、思いやりに欠けるのではないかと私は心配になる。彼にはただ、フランスで最も偉大な詩人〔ラ・フォンテーヌ〕を紹介しておこう。

〔死人に〕いちばん近い者がいちばん残念そうに死んでいく。[iv]

人生において、年長者、父親、母親、祖父母の死など恐れるに足る悲劇ではないだろう、と彼は本当にそう考えているのだろうか。私の知人には一〇年以上かかってようやくそれを克服する人もいるというのに。実際には、克服などできないだろう。死後に、古くなった実家を片付けねばならなかったり、時の流れで黄ばんだ写真を整理したりするだけで、どうしようもない悲しみに襲われ、過ぎ去ったはずの途方もない苦しみが蘇ってくることもある。老人ホームで亡くなった高齢者の遺族は、死者の棺の前で泣く機会すらなかった。

しかしACSはそれにとどまらない。勢いに乗ってしまえば、あとはいっそう危険な領域に向かって前進するのみである。

〔……〕すべての死は、同じ価値ではありません。六〇歳を過ぎてから死ぬより、二〇歳や三〇歳で死ぬ方が悲しいのです〔……〕。若者があえてそのことについて話さないのは、高齢者に関心がないと思われたくないからでしょう。

私の子どもや孫がそのような若者ではないことを願う。だが、彼はさらに踏み込んでこう書いている。

〔……〕どんな命も同じ価値であるとは〔……〕決して言えないでしょう。カヴァイエス[v]のような英雄

iv ラ・フォンテーヌ『寓話』下、今野一雄訳（岩波文庫）、岩波書店、一九七二年、七六頁。

の命は、クラウス・バルビー[vi]のような輩の命よりも価値があり、良いものです。

私は、パリに閉じこもってはいるものの、スタンフォード大学で講義を受けもっている。カリフォルニアのキャンパスは完全に封鎖されており、すべての講義はZｏｏｍによって遠隔で行なわれているのだから、「スタンフォードで（à）」という前置詞は明らかに不適切だ。私の学生たちは帰国して、カリフォルニアから上海に至るまで、世界各地にいる。この哲学講義のテーマは「悪の問題」だ。先日、私たちが講読していたのは偉大な古典、すなわちハンナ・アーレントが一九六一年にイェルサレムで行なわれたアドルフ・アイヒマンの裁判について書いたルポルタージュである。私はこれまでは見落としていたが、最終解決〔ユダヤ人の絶滅収容所送り〕を決議したヴァンゼー会議についての章の終わりに、次の一節を見つけた。

今日のドイツでも、このユダヤ人〈名士〉という観念は人々の念頭から去っていない。〔……〕ほかのすべての人々は無視されても〈有名な〉ユダヤ人の運命は今なお残念がられている。特に文化的エリートのあいだには、ドイツがアインシュタインを追放したことを遺憾だとする声を上げる者が今もって多い。だが彼らは、そこらの街角にいるハンス・コーン少年を殺すことのほうがはるかに大きな罪だったことを知らないのだ。たとえこの少年が天才ではなかったとしても。(6)

医療機器が不足している状況では、医療従事者や、国によっては保健当局が、治療すべき患者と見殺しにすべき患者を選別（英語からそのまま借用して「トリアージ」と呼ばれる）することが知られている［第7章］。フランスでは、一病床の差でおぞましい選別を免れたと言われている。しかし、方針はすでに決まっており、現在のアメリカで主流になっているものと同じである。選別の基準は救われた命の数ではなく、救われた人生の年数を最大化するという、純粋に帰結主義的なものである。[vii] 以上のことからすると、ACSはこの基準を評価するはずだと考えられるだろう。六〇歳を過ぎてから死ぬよりも、二〇歳や三〇歳で死ぬ方が「悲しい」――そうなのでしょう？――のだから。

こうした考えが私には恐ろしい。なるほど、私がこのような反応をするのは、キリスト教の教育を

---

v　ジャン・カヴァイエス（Jean Cavaillès, 1903-1944）。フランスの数理哲学者。数理科学を専門とし、将来を嘱望されていたが、第二次世界大戦中にドイツに対するレジスタンス運動に参加したことでゲシュタポに逮捕され、一九四四年に射殺された。

vi　クラウス・バルビー（Klaus Barbie, 1913-1991）。ナチス・ドイツの親衛隊員でフランスの傀儡政権下のリヨンの治安責任者を務め、フランスのレジスタンスやユダヤ人の逮捕や虐殺に加担したとされる。戦後、アメリカを経て南米に逃亡するが、一九八三年にフランスに引き渡され、裁判で終身禁固刑が宣告された。

vii　帰結主義とは、倫理学の用語で、ある行為を道徳的に評価するとき、何らかの絶対的な価値を前提にするのではなく（どのような命も平等だ、など）、そこから生じる帰結（結果としてどれくらいの「人生の年数」が救われたか、など）を重視する立場のこと。

受けてきたからかもしれない。たとえそれが人生の終わりにさしかかった老人の命であっても、見たところ才能のない少年の命であっても、すべての生〔命〕、すべての死は同じ価値をもつ。彼らが死ぬとき、近しい人たちは嘆き悲しむのだから。また、不幸にもそうした人がいなくとも、彼らがこの地球上に存在したことをいつの日か善だと見なす人たちがいる。生命と善についてのこのような考え方には、利己的なものは何もない。その対極である。

だが、さらに良くないことがある。そのことをもって結語としたい。ＡＣＳが自らの倫理的選択を正当化する主な理由は、自分が犠牲になっても構わないという自負にある。生活や経済を維持するために高齢者が自らを犠牲するのは、良いこと、正当なことだ。その証拠に、この原則を述べている人たち自身が高齢者ではないか、というわけだ。私は、これほどまでに福音のメッセージを汚す考えはないと思う。自己犠牲は、ただそれだけでは、何が真であり、何が正当であるかに関する基準にはまったくならない。〈九・一一〉のテロリストたちは、彼らの大義を果たすために、自ら命を犠牲にした。私も老人だ。だが、他者のために死ぬことは受け入れられない。私が生きたいと思うのは、まさしく他者のためなのだから。

第3章　いわゆる「生の神聖化」について

二〇二〇年六月二八日

先日の六月二六日、ある公共ラジオ局で、ウイルスが蔓延するなかで自治体の選挙を行なうという壮挙についての現地報告が放送された。投票率が落ちてしまうのではないか。有権者一人ひとりの身元を確認し、名簿に署名してもらい、選挙人証にスタンプを押すという、投票所の委員長や立会人を一日中務める市民ボランティアは十分に見つかるだろうか。ナンシー市の投票所で立会人を引き受けた女性がインタビューを受けた。リポーターは彼女に怖いかどうかを尋ねた。彼女はおおよそ次のように答えた。「まぁ、だって、私に市民の義務を放棄させるにはこのウイルスだけでは足りませんよ。投票は命なのです！」。

この女性の発言には感心するほかないように思われる。だが、私の内なる悪魔は、彼女が使った言葉を入れ替えるよう私に囁いた。「だって、私に市民の義務を放棄させるには家族が感染するリスクでは足りませんよ。投票は命なのです！」。

私の示した言い換えはまったくもって正当である。ウイルスに身を晒して体の細胞内に宿すことは、自分自身の健康を損なうのはもちろん、感染が拡大する段階によっては、おそらく二人から四人の健康を損ないうるということは、今日無視するわけにはいかない。女性の年齢には言及されていないが、両親がまだ存命で、彼女が頻繁に両親に会っていると仮定すると、二人の高齢者の命が突然、天秤台に乗せられることになる。彼女の行為はよく言えば勇気ある行動、悪く言えば虚勢のように見えたが、それが同時に、単なる挑戦的なスローガンを超えた、苦渋の倫理的選択となった。公的な善をとるか、私的な愛をとるか、という軽々しく決断できない選択だ。(1)

しかし、もしかしたらこの人は、感染症の場合には自分が感染することによってウイルスの拡散の手助けをすることになると知らないのではないかという考えが私によぎった。そこで生じるリスクは、自分に対するものではなく、他人に対するものとなる。私の同国人たちの振る舞いから判断するに、彼らの多くはこのことを理解していない。無知や愚かさは、利己主義や悪意よりもはるかに悪しきものである。

だが、よくよく考えてみると、この女性の言葉でいっそう異常なのは、「投票は命なのです！」という結びの文句だ。彼女はこの力強い言明によって政治的価値観の世界と人生のあいだのジレンマを解消したのだと思う向きもあるかもしれない。しかし、そうではない。彼女は個人の命《ヴィ》より市民的な生《ヴィ》の方が大切だと主張しているからだ。[i] 結局のところ、彼女が肯定していたのは、大文字の〈生《ヴィ》〉の方が優位にあるということだったのだ。

＊＊＊

フランスが二〇二〇年春に経験したロックダウンの期間は、思想界に奇妙な影響を及ぼした。一〇年前、あるいは二〇年前から見受けられていたいくつかの傾向が先鋭化し、しばしば錯乱状態にまで至っていた。プロの哲学者や才気あるエッセイスト、多かれ少なかれ哲学に通じている論者、映画人、芸術家、ジャーナリストなど、幾人かの評価しうる書き手は、筋道の通った議論を忍耐強く行なう場合に自分の論説に課せられるはずの一切の限度を超え出てしまった。思考と呼ばれている自分自

i　フランス語の vie は、英語の life と同様に、生、命、生命、人生などさまざまな意味をもっている。本訳書では同じ一つの訳語を常に用いるのではなく文脈に応じて適する語を選択したが、同一語であることを示す場合には「ヴィ」とルビを振った。

身との内的対話は、閉ざされた環境においてはむしろ促進されるはずなのだが、日常生活での交流というはけ口がなくなってしまったがために、執拗なまでに粘着する膿瘍を生み出してしまったかのようだ。

そのうちの一つには、生活にまつわるほかのあらゆる関心事に対して生《ヴィ》の保護を重視しすぎている、という訴えがある。フランスの一般の人々が、看護師や救急医など、生命を救うために心血を注いだすべての人々の献身を称賛する一方で、いわゆる「知識人」たちの一部は口をとがらせ、人生《ヴィ》においては「あるがまま」の生や「剝き出しの生」――軽蔑的に「余生」という言葉を使う人もいた――だけが重要なのではない、との言葉を私たちにぶつけた。

ジョルジョ・アガンベンはとりわけフランスで有名なイタリアの哲学者である。そのため、彼は次のように述べることも許されると考えているにちがいない。すなわち彼は、グロテスクになるのも恐れずに、ロックダウンによって「人間性と野蛮さとを分かつ境界線が越えられてしまった」と主張し(四月中旬のことだ)、「一つの疾病を前にして、国がまるごと、それと気付かぬまま倫理的・政治的に崩壊するなどということがどのようにして起こりえたのか」という問いを提起した。(2) そして、自らの社会の生の様式の維持よりも「剝き出しの生」を優先する社会は、死よりも恐ろしい運命を余儀なくされる、と述べている。アガンベンには自分の大言壮語が、アメリカの極右グループの叫びに通じるということがわかっていないように思われる。それぞれの州会議事堂の正面玄関で銃を手にし、トランプの発言に従わずにマスク着用を市民に課した州知事を脅したグループだ。アガンベンの知的な振る舞いは、この反動的な暴力のソフト・バージョンである。彼は「剝き出しの生」という概念によって、ブラジル北東部に住む土地をもたない貧しい農民の簡素で「動物的な」生を軽蔑していることになる。だが、この生は、彼らの知っている唯一のものだ。しかも、アガンベンが自国の政府についてやりすぎだと非難したまさにそのことを、腐敗した〔ブラジル〕政府は怠慢ゆえに実行せず、そのために彼らの生が脅かされているのだ。

その一方で、開かれた精神をもち、数学者・哲学者・小説家であり、最近まで洗練された人物として知られていたオリヴィエ・レイは、この感性症を「インフルエンザもどき」になぞらえたブラジル大統領ボルソナロのレベルまで身を落とさざるをえなかった。彼は六月八日にこう書いている。「人類史上、ごく最近まで、二〇二〇年に地球上に拡散した重症急性呼吸器症候群コロナウイルス２（略してSARS-CoV-2）のような類いの感染症は、人類に影響を与えたとしても、さざ波が海面を乱す程度のものだった。だが、いまやそのさざ波は地球規模の津波ほどの規模になってきている」[3]。

津波とは、もちろん、〔人々が〕さほど過敏でない時期には肩をすくめる程度の〔些細な〕ことによって世界規模の動揺がもたらされる、ということだ。だが、一体誰が、また何がオリヴィエ・レイに、このパンデミックは二〇二〇年六月初旬に収束するだろうという保証を与えたのだろうか。ウイルス学者たちは、世界規模で数千万人の死者を出した「スペイン風邪」（一九一八年〜一九一九年）のようなシナリオになる可能性を排除していない。この記事を書いている七月一日現在、アメリカ合衆国では一日あたりの新規感染者が軽々と平均一〇万人にまで上りつつあるというのに、これが本当に「さざ波」なのだろうか。(4) 朝鮮戦争、ベトナム戦争、湾岸戦争、アフガン戦争、イラク戦争を合わせて七〇年間で犠牲になったアメリカ人の数よりも、このウイルスによって四ヶ月間で犠牲になったアメリカ人の方が多いというのに、波がひた寄せる程度だと彼は考えているのだろうか。

われらが学者たちはなぜこれほどまで盲目になってしまったのだろうか。彼らが手を尽くして、流行の言葉を使えばより「本質的」と見なされるほかの問題——大気汚染や気候変動など——と比較することで、危険の深刻さを矮小化しようとするのはなぜだろうか。ウイルスを抑制するには例外的な手段や措置が必要とされたし、これからも必要とされることはいまや既定だというのに。対策が功を奏して災禍がなくなったように見えても、その規模やコストばかり矢面に立たされ、対策がなされなければどうなっていたかが問われないのはなぜだろうか。

＊＊＊

「あるがままの」生、剝き出しの生を軽視しようとする意志が最初に現れたのは、政治的エコロジーに対する批判論者たちのもとであった。彼らはそのために、「ディープ・エコロジー」「ラディカル・エコロジー」「破局論的エコロジー」と呼ばれる藁人形を発案した。こうしたエコロジーは存在するし、実例を見つけるのも容易だが、そのことは、生を愛する人々に対し、生を神聖化する必要などないのにあらゆるものの上位に生を置いていると言って非難する理由にはならない。ましてや、生を守ろうとする配慮を副次的な心配事だと言って貶める理由にはならない。

議論を先へ進めるために、私はヒューマニズムの立場からの批判論者とネオ・ハイデガー主義の立場からの批判論者を区別し、そのうえでイリイチ的な批判の遺産を検討したい。これらの論者は、政府がわれわれ皆を隷属的な立場に置いたと主張する人々と同一の場合があるが、私が彼らに関心を寄せているのは、過度な環境保護主義に対する学問的な批判が、COVID-19感染症を管理する当局に対する容赦のない、時に不条理な批判に論拠を与えていることを理解するためである。彼らに言わせれば、管理当局には、マスクの着用や、いわゆる「バリア」対策といった、例外的状況での礼儀作法にすぎないものを義務づけたことで、基本的自由を侵害した罪があるというわけだ。

ヒューマニズムの論者が環境保護主義に対してまず批判するのは、人間が自然界において特異な位置にあること、それゆえ、ほかのあらゆる形態の生と比べて人間の生が特殊であることを認めていないという点である。この立場からすれば、ディープ・エコロジーは、自然およびその構成要素に対して、人間存在に引けをとらない本質的な価値を認め、そこに「目的それ自体」の尊厳を与えていることになる。これは、その地位を人間存在にのみ割り当ててきたヒューマニズムの伝統全体に反する、というわけだ。だが、私は疑問に思うのだが、このことは、医療政策がこのウイルスに対する熾烈な闘いのなかで行なっていることではないか。なぜなら、医療政策は人間によって人間の名において行なわれ、ウイルスの方は、結局のところ、自然存在だからだ。あるいはむしろ、そのことはヒューマニズムの立場の論者たちが批判していることではないのか。人間の生の保護に絶対的な優越性を与えること、それはヒューマニズムの極みなのではないか。そこには、解きほぐしがたいパラドクスがあるようにも思える。

　人間の生の二つの形態に区別が設けることを受け入れるなら、すべてははっきりする。アガンベンにお馴染みの「剝き出しの生」——これは普遍的な、すなわち「生物学的」な生を人間にあてがうものにほかならない——と、人間の本来的な生との区別である。ヒューマニストと称される作家たち、なかでもリュック・フェリーの、すでに古くなっているとはいえいまだに影響力のある著作『エコロジーの新秩序』[5]を読めば、この区別には宗教的な起源があることがわかる。〔彼によると〕剝き出しの生が神聖化されると、それは、ほかのあらゆる価値を犠牲にすることができる生となる。これに対し、真の人間の生は、剝き出しの生の保護よりも高い大義のために自らを犠牲にする用意のある生である。剝き出しの生は純粋に内在的なものである。こうした観点から見れば、ディープ・エコロジーは完全にニーチェ主義的だ。だが、ヒューマニズム的な立場からすると、それは生が欲しうるものを批判することができなくなる。もしそれを批判しようとするならば、生の外部に観測点をもつ必要があるのだが、ディープ・エコロジーは、そのような観測点は存在しないことを前提にしているからだ。ディープ・エコロジーにとって、生を超えるものは何もない。そこにはどんな超越のための場所もないのである。

リュック・フェリーは回り道をしない。彼は以上のような性急な分析することで、エコロジーは平和主義と「深い《ディープな》」関係にあるという古くからの批判を繰り返してしまう。生をあらゆるものの上位に置く場合、どのようにして、今日ではもはや時代遅れの表現だが「至高の犠牲」と呼ばれていたものに備えるのか。フェリーによると、エコロジストは赤と死のあいだでバランスをとっているのではない。生、つまり隷属を選び取っている。エコロジストは、生が本質的に体現している「存在における自己保存」と、自殺とのあいだで躊躇することはない。リュック・フェリーがドイツの哲学者ハンス・ヨナスを引用しながら言うように、エコロジストは「生は生に対して「諾」を、死に対して「否」と言うのだ。

犠牲も自殺も、死ぬことだからだ。リュック・フェリーは、自らの主題に囚われて、「生死に対して「諾」を言う」とまで述べるのだろうか。スペイン内戦時のフランコ派のように、「死よ、万歳(Viva la muerte)」を歌う気になっているのだろうか。

今日、先に引用したオリヴィエ・レイがこれとほとんど同じ言葉で同じような分析をしているのを見るのは悲しい。彼のパンフレットは『生という偶像崇拝』と題されている。彼は次のように書いている。

かつて聖なるものは、絶対的な尊重を命じるものとして、生よりも上位に置かれていた。だからこそ、場合によって、聖なるものは生の犠牲を求めることができた。なぜ剝き出しの生そのものが聖なるものの位置を占めてしまったのか。二〇二〇年のコロナウイルスの流行によって生み出された危機が示したように、生の保護が私たちの政府の正統性を支える究極の基盤となってしまったように思えるほどだ(6)。

「剝き出しの生そのものが聖なるものの位置を占めてしまった」という表現は、かつて聖なるものがあったところにいまは生がある、ということを意味すると理解できるだろう。これからはもはや犠牲は存在しないという意味で、生が聖なるものにとって代わった、ということだ。これは、ユダヤ・キリスト教の伝統に、そしてルネ・ジラールの著作に見られるその究極の表現に合致するものだ。オリヴィエ・レイは、私と同様に彼の著作をよく知ってるだけではない。私たちは一緒にジラールを愛読してきたのだった。この伝統によると、神は犠牲を好まない。「申命記」(三〇章一九節)で神はこう言っている。「私は今日、天と地をあなた方の証人と呼び、生か死か、祝福か呪いかをあなた方の前に設定する。あなたとあなたの子孫が生きられるように、命を選びなさい」。とはいえ、レイの著作の表題『生という偶像崇拝』からも文脈からも、疑いを挟む余地はない。オリヴィエ・レイによれば、生が聖なるものにとって代わったというのは、いまや生こそが聖なるものとなり、この生のためにほかのすべてが犠牲となることを意味する。生それ自体を犠牲にすることはできないわけだ。この点はまさしくリュック・フェリーが批判を向ける点であるが、私は承服しかねる。オリヴィエ・レイもまた、現在の状況について次のように書くときには、節度を失ってしまったようだ。

［……］どんな価値であろうと、状況が状況だからといって、自らの生を犠牲に捧げるに値するものはない。［……］こうして、ホッブズが描いた状況に戻ることになる。そこでは個人は、死を免れることを保証してもらうことと引き換えに、リヴァイアサンという絶対的な権力への服従に同意する。致死率の低いコロナウイルスの感染が、瞬く間にほとんど唯一の関心事となって世論を埋め尽くしたことや、市民が健康上の観点という名のもとに往来の自由を簡単に放棄したことは、このことを雄弁に物語っている。

ここにはCOVID-19を軽微だと強調するタイプの「否定主義」があるが、これは多くのフランス知識人の信条となっているほどであるため、そのことには触れないでおこう。だが、自由を放棄する代価として臣民の安全を保障するリヴァイアサンのようにフランス政府を描写することは、そこに隷属があったとしても、それが自発的隷従であることを等閑視することになる。適切に情報を得たうえで、パンデミック下における共同生活の規則を自分自身に課すかどうかは、フランス市民の一存にかかっている。フランス人が自殺でも考えないかぎり、そうした規則は政府が課すものと基本的に変わらないだろう。だが、これに従うことによってこそ、自由になるのである。ジャン＝ジャック・ルソーが『社会契約論』（第一編第六章）に記しているように「各人は自己のすべてを人に与えて、しかも誰にも自己を与えない」のである。[ii]

アメリカは元首に悪意ある道化師を擁し、ブラジルとともにウイルスに対するあらゆる無能さの記録を打ち立てているが、ルソーの教訓を私たちよりもよく受け取っていることを眩いばかりに示している。フランスと同様、カリフォルニアでのロックダウン解除によって、他者との安全な距離を保つことができない場合のマスク着用をはじめ、ウイルスが蔓延している限り課せられるはずのあらゆる規則が突如緩和された。レストランやバーが再開し、サン・ディエゴやサンタ・モニカではお祭り騒ぎとなり、サンタ・バーバラでは高級店に人々が押し寄せ、互いにキスしあった。その報いが訪れるのに時間はかからず、一日あたりの新規感染者数は急激に増えた。ギャビン・ニューサム知事（カリフォルニア州）は新たに部分的なロックダウンを行なわねばならなかった。七月一三日付の『ロサンゼルス・タイムズ』紙は、リスボン地震後のジャン・ジャック・ルソーのように、「私たちは私たち自身のほかに誰も責めることはできない」と結論づけた。アメリカでは、国家をスケープゴートにすることがフランスよりもはるかに難しいのだが、それというのもアメリカでは国家はいささかも聖なるものではないからである。

コロナ懐疑主義の知識人たちは、保健当局が市民に命令に従うよう強制していると大仰に非難するとき、危険な賭けに身を投じている。知識人たちがそそのかすことで、市民のなかには、必要不可欠な――しかも彼ら自身がそう見なしているはずの――措置であっても、上からの押しつけだからと言って、そこから目を背ける者も出てきてしまうからだ。

＊＊＊

告白しなければならないが、私は、フランス版「ハイデガー主義」という奇妙な言い回しについて語ったり、あるいはそれを理解しようとしたりするときに困難を覚える。そのため、ミカエル・フッセルの『世界の終わりの後で――黙示録的理性批判』と題された著作についてもコメントしにくい。(7)

ii　ルソー『社会契約論』作田啓一訳（白水Uブックス）、白水社、二〇一〇年、二八頁。ルソーはここで社会契約の基本的条件を論じている。社会契約において、一つの共同体の全ての成員が、自らの権利を全面的に社会に譲渡すれば、各人は、特定の個々人に身を委ねるのではなく、等しく社会の構成者となるという。

これは、リュック・フェリーの著作と同様に、コロナウイルス感染症の出現の前に書かれたものである。ただし、それが私の関心を引いたのは、同じ理由からである。ライバルのヒューマニズムの立場の批判者と同様に、この〔ネオ・ハイデガー主義の〕伝統も生の価値を低く見積もっている。彼らがこの点に関して展開する議論が、ラディカルなエコロジーばかりか、パンデミックに直面したわれわれの国で行なわれてきた保健政策に対しても向けられてきた告発をどのように正当化するのかを理解しておきたい。

ミカエル・フッセルの議論は、洗練されているように見えるが、善か悪の二者択一という不自然な単純さをもっている。それは、悪人は爪の先まで悪であり、善人は完全無欠な存在だという初期の西部映画のようである。主役の名前はほとんど定まっている。「生」である。それに対する引き立て役の名は多様だが、最も単純なものは「世界」である。本書にとって鍵となる章は「世界あるいは生」と題されているが、その最初の節はいささかの曖昧さをもっていない。「本書が主張するテーゼは次のような単刀直入なかたちで述べることができるだろう――「神の死」以後、私たちは世界と生の二者択一に立ち戻っている。そして、この二者択一において選ばなければならないのは世界の方なのだ、と」。

この著作のなかでは、世界および生についての厳密な定義は見当たらないのだが、その代わりに、互いに対立し合う弁別的な特徴のリストはある。世界の方は超越、他性、「可能なもの」に開かれていくのに対し、生の方は内在、同一性、「現実的なもの」へと閉じこもる。これらの語彙はそれぞれより明確化すべきであるが、とりわけ括弧に入れられた二つは曖昧なように私には思われる。ここでいう可能なものとは、ライプニッツの形而上学におけるそれではない。ライプニッツの可能なものは無矛盾律に帰着するものだからだ。われわれが複数の要素の集合を総体として首尾一貫したかたちで思考しうる場合、それが可能的となる。それに対し、ミカエル・フッセルが標榜している現象学においては、可能なものは、「感性的経験の核心」から現れてくるもの、「未完成な仕方以外では与えられえないものの空間」、それゆえに人間の活動を可能にする根底的な無規定性という「形而上学的な場」だと考えられている。世界は、この可能なものとの関係ではどのようなものか。ハイデガーの教えを引き継ぐミカエル・フッセルによれば、「人間の実存を特徴づけ、世界の「内に」ある事物から人間の実存を絶対的に区別する」ような「可能なものの全体」のことである。「不安が明らかにしているように、人間は世界へと結びつけられているのだが、それは、人間がみずからがその一部をなすようなあるひとつの全体としての世界ではなく、そこに自らの実存可能性を投企する無規定な「場」としての世界へと結びついているのである。この実存可能性はどこにも包摂されず、いかなる根拠によってもこの可能性の広がりがアプリオリに限定されることはなく、いかなる合目的性によってもその展開が決定されることはない」[8]。

それに対し、現実的なものとは何か。そこには、「実存」に対置されるかたちで「剝き出し」の生を特徴づけるものが含まれている。フッサールの後で、ミカエル・フッセルは、ガリレオが一七世紀に実際にそうした言葉を用いたわけではないがすでに依拠していた慣性の法則の例を取り上げている。

［この法則は］、知覚のなかでは推定的な仕方でしかけっして与えられることがないものを、法則という形で提示している。この場合、経験を特徴づけている予期［……］は、未来のある時点における物体の速度と位置をあらかじめ定めうる確実な予測にまで達する。慣性の法則は、まだ現前していないものを現前させ、十全な現実性という形で将来をすでに生み出すのだ。この法則は客観的な次元では完全に正確であるにもかかわらず、世界において知覚のなかに物が現れるときのつねに近似的な仕方とは食い違うのである。(9)

つまり、現実性は、不変の法則によって規制される点で自然のプロセスであり、未来を現前させることによって世界の可能性を危機に陥れる決定論である。「時間の痕跡を受けるあらゆる事物を集結させるがゆえに未完成であるような形而上学的な場」である。世界を救うことが政治的な要請となるのは、「それが体現している可能なものという形態が、活動の思考における抽象論理および道具的理性の勝利によって脅かされているから」である。「人間のあらゆる介入を排する内在的な論理に従って、物や生物が私たちなしに機能するように思えるところに、もはや世界は存在しない」[10]のである。

このような分析は、そのニュアンスの複雑さゆえに輝きを失っているものの、なかなか厄介なものであって、それの意義を十分に示せたかどうかは定かではない。とはいえ、論理学者ないし科学哲学者であればこうした主張にどのように反応しうるのかについてはあえて触れておきたい。

まず一つ目の矛盾は明白である。選択すべきは世界であって生ではないというのはなるほどそうかもしれないが、この生は、最も剥き出しのものであっても、科学が語るような生に還元されるのであれば、むしろ世界の可能性の条件をなしているだろう。世界が存在するためには生がなければならない。しかし、生の保存が世界の可能性を破壊しているというのだ。世界についてどのような定義を与えるにせよ、世界の存立そのものが奇跡に依拠しているようにも思えてくる。

第二に、生およびその「現実性」が「可能なもの」に対して閉ざされていると述べることは論点先取である。まず前提されているのは、世界ないし状況における具体的な実存としての特殊な人間存在のみが、可能なものと言われるものへの開かれを享受するということだ。そこから論理的に導き出されるのは、自然の世界には、反復に従わないものは何もないということである。そうだとすると、実際のところは、何もまったく論証されていないことになる。

第三に、ミカエル・フッセルは、フッサールに倣い、一七世紀のガリレオ－ニュートン革命を科学のモデルとしているが、その後に生じた四つないし五つの科学革命の教えを無視している。これらの革命は、科学的な方法だけではなく、とりわけ科学哲学および科学認識論を根底的に変えたものだ。私はここで、これらの革命ないしパラダイム変化のなかから、目下の議論に深く関わっている二つを取り上げたい。一つは複雑性、もう一つはポストゲノムである。

「複雑性」という言葉は、これと複雑化とを混同するあらゆる分野での幾多の通俗化を経て乱用されてしまっており、複雑性のパラダイムというものがいかなるものか忘れられている、あるいはそもそも知られていないほどだ。これは、ジョン・フォン・ノイマンという数学の天才が一九四八年にヒクソン財団のシンポジウムで提示したものだ。その推論は次のように要約できる。自分自身よりも複雑な存在を生み出すことができるという意味での複雑な存在が存在する。このような定義は、説明されるべき用語が、それを説明すると見なされている部分に見出されているために「再帰的」と呼ばれる。フォン・ノイマンの立論は本質的に論理的なものだが、彼はそれを定式化する際に生を念頭に置いていた［第8章参照］。このような存在の公準の含意は甚大であって、ミカエル・フッセルがあらゆる科学を還元させようとしているガリレオ的なパラダイムの諸特徴を転覆させるほどである。すなわち、原因と結果の規則正しい連鎖が予見不可能なものを生み出すこともある、というのである。これは、自らを生み出したもの自体には還元されず、またこの発生の条件に対してさえ作用を与えうるような、上位レベルの組織化を生み出すこともある。ここで鍵となる用語は、複雑性と同義語なのだが、自己超越である。上位レベルは、下位のレベルに由来しているにもかかわらず、その下位のレベルに「円環的に回帰」する。基礎は、それが基礎づけているものによって、さらに基礎づけられることになるのだ。

複雑性のパラダイムからすると、超越と内在という二項対立は単純化しすぎのように見える。ただし、単純化しすぎであって、単純なわけではない。なぜなら、単純なものも複雑なものを生み出しうるからである。不完全性、予見不可能性、未完成、さらに無規定性は、現象学的意味での人間の実存と同じくらい、自然や生の世界の特徴なのであって、科学的手法もそのことを説明できるのである。

一九四八年、フォン・ノイマンは学者・技師・哲学者たちからなるグループのメンバーの一人だった。彼らは、最初は「目的論的機械論」の専門家と呼ばれたが、その後、「サイバネティクス」という名を与えられることになる。[11] 私は別のところで、ハイデガーが、おそらくはこの語の語源（統治する知）の罠に陥り、完全にこの新たな学問の意味を取り違えてしまったことを示した。この学問は、認知科学ばかりでなく、自己組織化の複雑系理論もまた生み出すことになる。もっとも、この二つの子はそれらを生み出した母（サイバネティクス）を拒否することになる。ハイデガーは、サイバネティクスを「原子力時代の形而上学」の地位へと格上げすることで、実際には、人間主体を、透明で自分の行動を統御するような、あらゆるものの尺度とする西洋形而上学の歴史の末端の地位に格下げしているのだ。私が示したのは、サイバネティクスの目指すところはその逆だということだ。生および人間の機械化、つまりそれらの脱構築は、機械を人間化することではない。[12]「遺伝プログラム」という考えに基づいた分子生物学の革命がサイバネティクスから生まれたのは偶然ではないのだ。

理論生物学がサイバネティクスの「現実性」の拘束から抜け出すことができたのは、複雑性および自己超越というパラダイムのためである。これが、ポストゲノム革命である。これは、生物学の組織化の中心に、細胞代謝が与えた衝撃をもたらすことになる。

この衝撃は、細胞代謝をコード化するように思われていたものに対してもたらされる。遺伝プログラムが、「自己自身をプログラム化」できるものとなるのである。これはいかなるコンピュータ・プログラムも（いまだ?）達成できていない偉業である。[13]

これらの科学思想史のなかでのきわめて興味深い章をすべて等閑視することはまったく正当だ。だがその場合、あたかもこの歴史が一七世紀初頭で止まってしまったかのようにならなければいいのだが！　今日なおハイデガーの過ちを繰り返すことに甘んじている人々は、ハイデガーよりも弁明できないだろう。少なくとも半世紀の隔たりがあるのだから。生を愛し、生がなしうるあらゆることに驚嘆するには、先に述べたことについての認識はそれほど不可欠なわけではない。というのも、世界の創出という観点で生がなしうることは、人間がなしうることに劣らず驚異的だからだ。だが、問題は両者を和解させることであるにもかかわらず、なぜ逆にこれらの二つを対立させ、競わせるのだろうか。

＊＊＊

この章の最後に、私にとっては最も辛いものを残しておいた。それは、イヴァン・イリッチの遺産である。

私が最初にイヴァン・イリッチに出会ったのは、テレビのスクリーン上だった。彼は、パリの大学通りのとあるホテルの中庭で、『エスプリ』誌の編集長ジャン＝マリ・ドムナクのインタビューを受けていた。一九七一年か七二年のことだった。イリッチについてまず驚いたのは、その猛禽類のような顔立ちと、中央ヨーロッパの貴族風のアクセントだった。時折、単語の末尾の音節をいささか荒っぽく強調していた。この対話は一時間以上にわたったが、そのときインタビューの最中ずっと背景にいたドムナクが次の問いを発した。「そうすると教会は、イヴァン、いまの話のなかで教会はどうなるのです？」この問いは、一九二六年にウィーンに生まれたこの魅力的な男の来歴の基本事項を知る者にとってはいっそう適切なものであった。彼はまずカトリック教会の司祭でモンシニョール〔高位聖職者〕ですらあったのだが、その後ローマの異端審問にかけられたためだ。

いつもそうするように、イリッチは一瞬黙想し、こう言い放った。「教会、それは売春婦です。ただそれは、私の母でもあります」。

おそらく多くの視聴者もそうだっただろうが、私は唖然としてしまった。ドムナクは友人だったたため、私は彼を通じて、すでに『未来を解放する』〔邦題は『オルターナティヴズ——制度変革の提唱』〕およびび『脱学校の社会』という激しい論争を巻き起こしていた二冊の本の著者であるイリッチが、メキシコシティの南六〇キロのところにあるクエルナバカに居を構え、そこで医療制度に関する研究・交流・討議のプログラムを始動させていたことを知った。ドムナクは、私自身もこの主題について研究していることを知っていたため、あいだを取り持ってくれた。これが、二〇〇二年一二月のイリッチの死まで絶えることのなかった友情の始まりだった。(14)

私は何度もクエルナバカに滞在し、とりわけ『エネルギーと公正』という小冊子に取り組んだ。(15)これは、交通システムに対する批判であり、われわれのエネルギー需要は常に増大するという考えに関するこれ以上ないほど適切な脱神秘化の作業である。一九七五年の冬のあいだ、私はイリッチと密接に協力しながら、彼の医療に関する大著『医療ネメシス』のフランス語版を書いていた。(16)

私が以上の経緯に言及したのは、それが私たちのいまの時代や場所からきわめてかけ離れた時代や場所のことであるため、しばしばそんなものが存在したのかと自問してしまうほどだからだ。メキシコのこの地域は、毎年冬でも非常に柔和で太陽の日差しがあり、心機一転のための方策を思い描くために、世界中の人々がクエルナバカに駆けつけていた。そこではもちろんスペイン語を含め、あらゆる言語が話された。イリッチはスペイン語に非常に堪能で、健康と救済を指す「サルード (salud)」という語の二重の意味をかけて言葉遊びをしていた。つまり彼は、教会が救済の生産について「徹底的な独占権」を獲得したのと同様に、医学も健康の生産についてまったく同じことをしたということを一言で言い表すことができたのだ。どちらの場合も、制度が定着すればするほど、それが果たすはずだった目的そのものにとって、制度自体が障壁となってしまう。ここに逆生産性という概念の起源がある。

一九七五年の冬のこうした議論に私がいくらかの貢献をしたとすれば、それは逆生産性の二つの形態を区別すべきだと主張したことだ。一つは社会的なもの、もう一つは構造的なものである。これらは互いに対立する二つの方向へと向かうため、伝えたいメッセージが混乱することは避けがたかった。前者については、イリッチは進歩主義的な活動家となる。後者については、今日であれば反動的と言われかねない思想家となる。だが、イリッチは一人しかいないのだ。

当時私は、友人の社会学者であまりに早くに亡くなってしまったセルジュ・カルザンティとともに『薬剤の侵略』という一冊の本を出版した。それは、スキャンダルというある種の成功を収めたが、同書で私たちは、名声を博した「生の医学化」という概念と、「医学は病原性社会のアリバイとなった」という文句を導入した。そこで私たちが言いたかったのは、生産拠点での過剰労働、都市空間の過密、生活空間の分断、移動の加速化、家族の解体、諸個人のあいだの過度な競争に起因する不安といった現代社会の多くの災厄が、医療機関に診察してもらい治療を受けるべき病理として取り扱われるようになってきているということだ。このようにして、政治的な領域に起因する問題が自然化されているわけである。医療は、意識的であるかはともかく、現状維持の片棒を担いでいるということだ。これが、社会的な逆生産性だ。イリッチ自身もこのような分析を行なっている。

彼は約一五年後、そのことを後悔することになったはずだ。彼は説得のためのテクニックとして、ショックを与えるということをしていた。逆説は予測のための武器だ。だが、彼の考えが共通認識となり、そもそもの批判の標的だった専門家たちによって取り上げられると、彼にとってはあらゆる意義を失うことになった。このことは、それから数年後、自分たちがなすべきことは、自分たちが医学部の教室で学んだことには基づいていないと理解し始めた一部の医師たちが現れたときに起こった。彼らはイリッチの教えを自分たちなりに理解し、今後は、社会を「脱医療化」し、「患者に権力を与え」、彼らの自立を促し、彼らが自分たち自身の面倒を見るようになることが急務だと考えたのである。

イリッチは、ドイツのハノーヴァーで一九九〇年九月一四日に行なわれた、次のような意味深長でシラノ風[iii]のタイトルの講演でこう答えた。「健康が私の個人的な責任だって？　御免蒙る！」　ここではこの講演の素晴らしい結論部を引用しよう。[(17)]　それは、私が先に医療の構造的逆生産性と呼んだものを裏側から例証するものである。

国家が「健康」について全国的な政策をもつ必要がないとは思われない。これは、国家がその市民に与えるべきものだからだ。市民に必要なのは、次のようないくつかの真理に正面から向き合うという勇敢さである。

——われわれは決して苦しみを取り除くことはできない

——われわれはあらゆる疾患を治癒することはできない

——われわれは確実に死ぬ

だからこそ、思考する存在であるわれわれは、健康の追求は不健康なものになりうることを理解しなければならないのである。科学的ないし技術的な解決などはない。あるのは偶然性を受け入れるという日々の義務と、人間の条件の脆弱性である。古典的な治療にはしかるべき制限を設けるのが妥当だろう。いま必要なのは、われわれ個人に課せられる義務、われわれのコミュニティに課せられる義務、そしてわれわれが国家に任せるべき義務を規定することだ。

そう、われわれは具合が悪くなるし、病気になるし、死ぬ。だが、それに劣らず正しいのは、われわれは希望を抱き、笑い、祝うことだ。互いをケアすることに結びついた喜びも知っている。回

iii　シラノとは一七世紀のフランスの剣術家、作家、哲学者であったシラノ・ド・ベルジュラックのこと。一九五〇年のマイケル・ゴードン監督による映画『シラノ・ド・ベルジュラック』では、ホセ・フェラー演じるシラノの「御免蒙る話法（No thank you speech）」が有名になった。

復したり治癒したりするための手段は多様である。われわれの感性は、画一的で平凡化された方法に従うべきものではないのである。

私は各人に、眼差しと思考を健康の追求とは別の方向に向け直すよう、また生きる術を涵養するよう求めたい。そして、今日それと同じくらい重要なこととして、苦しむ術と死ぬ術を涵養することを求めたい。

現在のパンデミックは感染者数が多すぎると考えている人々のなかには、この発言に慰めを見出す人もいるだろうと思われる。だがそれは間違いだろう。死者に何かを語らせるのはいつも難しいことだが、イリッチが現在の情勢にどう反応するか想像してしまう。イリッチと多くの知識人の臆見を分かつ大きな差異は、感染症の展開に対する国家および医療機関による管理と言われているものを批判するために生を過小評価する必要を彼がまったく感じていないことだ。彼は生を一つの術として考えている。それは、義務や責務——彼は日々の、と付け加えている——だけでなく、喜びや友愛をもたらすものでもある。彼は、現代の知識人たちが、社会的生、経済的生、剝き出しの生、裸の生、「生物学的生」を区別して生を細分化していることを知れば、大笑いしただろう——彼は冷酷になることもあったが、その冷酷さはもっぱら愚鈍な言動にのみ向けられていた。この〔「生物学的生」という〕バロック的な表現を聞けば、彼の笑いは怒りに変わるかもしれない。社会学者に対しては、社会学的社会を研究しているのか、人類学者に対しては、人類学的人間の運命に関心を寄せているのか、と尋ねたかもしれない。

イリッチの批判が向かうのは、医療機関と結託した国家によって「価値」(この言葉をイリッチは嫌っていたが)のヒエラルキーの台座に据えられた人間の生への偶像崇拝に対してではなく、逆に、生の品位を低下させることに対してである。彼の最高傑作とも言える没後の著作における、カナダのジャーナリストであるデイヴィッド・ケイリーとの対談で、[18] 人間の身体を体系をなす諸部分の集合のように捉える見方について強い嫌悪感を覚えるとイリッチは述べている。こうした見方では、金銭と引き換えに、身体の各部分は、死者から抽出された部分で置き換えることができてしまうだろう。人間の遺伝子を「編集」したり、生を非生から製造しようとしたりする今日、「先端的」と言われるバイオテクノロジーについて、彼は何を語るだろうか。「生物学的生」という表現が、生物学における生についての考えということを意味しているのならば、状況はこれ以上ないほどひどいものとなるだろう。フランソワ・ジャコブは一九七〇年にこう書いていた。「今日ではもはや実験室で生を観察することもない。[……] 今日生物学が関心をもっているのは、生物界のアルゴリズムなのだ」[19]。物理学者エルヴィン・シュレーディンガーは、一九四三年に「生とは何か」という問いを提起した。この問いは、遺伝分子としてのDNAの発見や、サイバネティクスを介した分子生物学の創発に行き着くことになる。だがこれに、雑誌『ネイチャー』は今日こう答えた。「馬鹿げた問いだ!」[20]。

われらが知識人たちは、生の神聖化を告発しようと空しい殴り合いをしている。彼らは生を無に還元してしまっているが、生物学の方は彼らが決して赴くことのできないほど遠くまで進んでいるのである。

しばしば、イヴァン・イリッチはミシェル・フーコーと比較され、生権力の概念を借り受けたとして、前者は後者のいわば弟子だと見なされることがある。それは間違いである。フランソワ・ジャコブの著作が刊行されたとき、『言葉と物』の著者〔フーコー〕は興奮を隠しきれなかった。「生を欠いた生物学?〔……〕生について考えるとき、個々人の連続的で注意深い大きな創出のように考えてはならない。生物は、偶然と生殖の計算可能な作用として考えなければならない」[21]。これ以上にイリッチの考えからかけ離れたものはないだろう。もしかすると、今日では、フーコーは生を汚す陰険な流行の旗振り役の一人なのかもしれない。

イリッチが自分はどのような死を迎えたいかを語ったのは、デイヴィッド・ケイリーとの対話本がはじめてである。彼はそこで、一四九八年五月二三日に異端の嫌疑で処刑されたドミニコ会の修道士ジロラモ・サヴォナローラの最期について語っている。サヴォナローラは、彼を公的に支持したほかの二人の修道士とともに、処刑された後に焼かれることになっていた。これは、トスカーナの首都が高度な文明をもつことの証だった、とイリッチは皮肉を込めて書いている。サヴォナローラは仲間の一人に向かってこう言った。「昨夜、私はこういう啓示を受けた。絞首刑の場に引き連れられていくとき、おまえはこう叫ぶだろう。「いやだ、吊らないでくれ。生きたまま火焙りにしてくれ」と。私たちは己の死すら決めることができないのだ。もし神が私たちのために定めてくれた死を死ぬことができたのなら、私たちは幸福だと思わなくてはならない」。もしイリッチはここで医学の支配に抗する自律性の再獲得を説いているのだという理解にとどまるのならば、今日では多くの人が「倫理的」進歩だと考えていること、すなわち、自分が死ぬ時期に関する自由な決断にも彼は反対していたことを理解できないだろう。生とは、毎日魔法のように刷新される純粋な贈与なのであって、死よりも強いものなのである。生はわれわれよりも、いつがその時かを知っているだろう。

なんと——何度もなんとと言わなければならないが——イリッチにこれまで語らなかったこと、とりわけ自身の信仰がどのように思考を形作ったのかを告白させることができたデイヴィッド・ケイリー自身が、時代の空気に屈してしまった。二〇二〇年四月の「イヴァン・イリッチの観点から現在のパンデミックについて提起されるいくつかの問い」と題された論文のなかで[22]、ケイリーは駄弁を弄し、無知を曝け出している。もちろん、この論文はパンデミックの甚大さを矮小化するという古典的な手法から始まる。「インフルエンザ［原文通り！］の感染は、とりわけ老人［ここでも原文通り！[23]］や脆弱な状態の人々の命を奪っているように見えるが、これは全人口に被害を与える［病に］匹敵すると本当に言えるだろうか」。ケイリーに言わせれば、地球全体を襲った危機感やパニックは、感染症そのものというよりも、それを抑えるためにとられた措置の帰結だということになる。ウイルスの伝播を「パンデミック」と名づけたこと自体が、この出来事を地球規模のカタストロフという「社会的構築物」にすることに貢献したというのだ。とられた措置の主たる目的は、病人自身よりも、保健システムを守ることにあった。病については、互いに「自宅で」［ここでもまたもや原文通り！］看病していればその状態から脱することが容易にできただろうというのだ。

こうした戯言を報告するのは恥ずかしくなるほどだが、しかしいっそう深刻なことがある。イリッチと同様に、デイヴィッド・ケイリーは、ここで守るべきとされている生とは、アンチョビ缶のなかのアンチョビと同じように、ほかの生に加算されてゆき、毎日新たな記録を打ち立ててとてつもない数値を生み出していくという統計的な生であって、実際に体験され、感じとられる生、すなわち本来的な生ではないと認めている。四月の終わり、ニューヨーク州だけで死者数は一日一〇〇〇人を数えていた。つまり、一ヶ月で三万人、一年でほぼ四〇万人の死者を出す計算である。こうした規模は、どのようにして実際の体験と結びつきうるだろうか。にもかかわらず彼は、オリヴィエ・レイやその他の人々と同様に、剝き出しの生の偶像崇拝および健康の神聖化について語っているのだ。

この事例が興味深いのは、イリッチの弟子たちがコロナ懐疑主義の流行に屈していることだ。一方で、彼らはイリッチの考えを忠実に繰り返している。たとえば、オリヴィエ・レイはこう述べている。「かつて、死は、いくらかの場合には医療によって遅らせることができるが、地上の生が必然的にもつ終焉であった。今日、死は保健システムの挫折である」(24)。これは、イリッチが何度も繰り返し用いている有名な文句と響き合っている。「診療に身を委ねてはならない。健康の害悪から解放されたまえ」[25]。他方で、同じ知識人たちが、生の神聖化と言われるものに関わる核心部分で、イリッチから離れていくのだ。

イリッチ的な批判という観点からすると、コロナ懐疑主義による生権力の批判には何か逆説的なものがある。生権力は、自由や経済、さらにはこの絶望的なパンデミック以外のことを考えるための余暇に至るまで[26]、あらゆるものを犠牲にするが、これは生を最大限救うためである。しかし、この目標が含意しているのは、一塊に救われる生とは、「生物学的な生」に属するものだということである。つまり、われわれがあらゆる生物と共有している生であって、最も特殊人間的ではない生である。このように、偶像としての生のためにすべてを犠牲に捧げつつも、生を無意味なものにしていることになる。ただし確認しておく必要があるのは、このようにあらゆるものの上位に生という価値を置き、生を優越的に扱うこと自体によって生からあらゆる価値がなくなることについて、生権力としては、そこに何か一貫性の欠如があるとは考えないということだ。神々に犠牲を捧げても、消えてしまう神はほとんどいないのである。

死者を一塊に数えるという実践は、常に存在してきたわけではなく、おそらくはフランス革命に遡る。だがこのことが必然的に生を貶めることになるというのは本当だろうか。第一次世界大戦では一〇〇〇万人、第二次世界大戦では六〇〇〇万人の死者が出たことを知るのは有益だろう。アメリカでは、一九六一年に、一〇億人、すなわち当時の世界の人口の三分の一の死者を出したはずの世界核戦争が計画されていたことについて考察するのも重要だろう。[27] これらの数字は、純粋に抽象的なものであって、それが何を意味するかを想像することはできない。しかしながら、指標としてはそれらは欠かせない。あらゆる遺体を交換可能なものにするのは統計学ではない。それは戦争であり、感染症だ。アルベール・カミュの『ペスト』の登場人物の医者リユーは、「抽象の世界にいる」ことにいささか感傷的になったジャーナリストに詰め寄られた。語り手――リユーにほかならない――は、こう記している。

ペストが猛威を増し、犠牲者が週平均五〇〇人にも達する病院で過ごす日々が、ほんとうに抽象だろうか。たしかに、不幸のなかには抽象的で非現実的な部分がある。しかし、抽象がこちらを殺しにかかってくるときには、その抽象を相手にしなければならない。[28]

批判者たちの言うように生権力が生や健康に対する破壊的な効果をもっているとしても、生が脅威に晒されているときに、生には守るべき価値がないということにはまったくならない。先に見たように、批判者が、神聖化と価値の剝奪とを取り違えるというかたちで手札をごちゃ混ぜにしないのなら、この命題は明らかだろう。ところで、生を守ることとはまさしくイリッチがしていたことだ。イリッチは生を純粋な贈与として扱いつつも、人間が自分たちの需要を満たすために生を意のままにできる素材へと還元してしまうような生権力を告発していたのだ。この生こそ、イリッチ的な批判がそれを「偶像崇拝」化することなく擁護しうるものである。

第4章　アントワーヌ・ルヴェルションとの対話[i]

『ル・モンド』二〇二〇年七月四日

――あなたが「賢明な破局論」という概念を練り上げた二〇〇二年の著作は、気候変動、産業やテクノロジーによるカタストロフ、核戦争といった、人類の未来に重くのしかかる脅威をめぐる議論においてしばしば言及されています。COVID-19パンデミックのような自然のカタストロフの場合、この概念は私たちにとってどのように役に立つでしょうか。

i　アントワーヌ・ルヴェルションは『ル・モンド』紙のジャーナリスト。

何の役にも立たないのではないか、と恐れています。多くの私の同僚、思想家、哲学者たちが、嬉々として、自分たちがいつも考えてきたことが情勢によって確証を得たのだと言い立てました。なかには、崩壊論者たちのように、世界規模の崩壊が突発したことによって得た喜びを抑えようともしない人たちもいました。彼らがそうした崩壊が起きるのを予見したのはせいぜいここ一〇年のことにすぎないのですが。フランスの知識人界は総じて、出来事に心動かされるのが苦手であることが明らかになりました。ここでは、ミシェル・ウエルベックが書いたことを当てはめることができます。「ロックダウンの後で私たちが再び目を覚ますのは、新しい世界のなかではないだろう。相も変わらず同じ世界、あるいはいささか悪くなった世界のなかだろう」。

賢明な破局論というあまりに誤解を招いてきたこの表現をいまここであらためて用いようと思いませんが、この論は、あなたが挙げたさまざまな脅威に直面した今日の世界における不幸の預言者の役割についての省察に由来しています。この論によって現在の状況について言えることは何もないのですが、その理由は、現在の状況が自然災害だということではなく、私たちがこの感染症の大渦のうちに瞬く間に投げ込まれてしまったからです。私は、不幸の預言者のパラドクスをより良く乗り越えるためにこのパラドクスがどういうものかを明らかにしようとしましたが［第13章］、それは、預言者が来るべき不幸を告げ知らせるのは、この不幸が生じないようにするための活力と知性を聞き手が得られるようにするためだ、というものです。したがって、彼が良き預言者であるのは、偽りの預言者であるかぎりでのこと、つまり、自分の言葉によって世界へともたらされた帰結が自分の言葉を否定するかぎりでのことなのです。しかし目下の場合、私たちはすでにカタストロフのなかにいます。それを避けるには遅きに失しました。もちろん、だからといって、カタストロフについて哲学者が声を発しないままでよいということではありません。

――このカタストロフは「自然災害」と言えるでしょうか。ウイルスは「自らの生を生きる」生物種なわけですから。それとも「道徳的なカタストロフ」でしょうか。つまり、人間が自分たちの不品行の代償を払っている、ということなのでしょうか。

アテネのペストに触れたトゥキュディデスも、[ii] ユスティニアヌス一世治世下のペストに触れたプロコピオスも、[iii] 人から人へと伝わる何か、つまり私たちが伝染病と呼ぶものが水平的に伝わるとは考えていませんでした。たしかに彼らは、個々人が最も罹患しやすいのは同一の場所に集まったときだと観察してはいましたが、そこから導き出されたのは、悪は高いところからやって来るということ

ii　トゥキュディデス『戦史』第二巻。
iii　プロコピオス『戦史』第二巻、二二－二三章。プロコピオスはユスティニアヌス一世治世下の歴史家。

です——人々（demos）の上（epi）を意味する感染症（épidémie）という語はこのことに由来します。これは、万人を殺すわけではないとしても、万人を襲うのだから、万人に共通のものにちがいなかった。したがって、彼らが呼吸する空気とその空気中の瘴気によってこそ説明されるはずでした。しかし、こうした説明の背後にある真の原因は、たとえば女神ネメシスが執り行なうような、神々の復讐だったのです。このような観念は私たちには縁遠いものとなったのでしょうか。ラディカルなエコロジストのなかには、ためらうことなしに、〈自然〉が人間による〈自然〉の悪しき取り扱い方に対して復讐している、と述べる人もいます。これは単なる「象徴的」な語りではありません。というのも、彼らは〈自然〉を権利を有したほとんど人格的なものと見なし、ガイアと名づけているのです。一九七五年にイヴァン・イリッチは、医療機関が公衆衛生を独占していることに対する根源的な批判の書を出版しましたが、それはかつてないほどに的を射ています。示唆的なことに、彼はそれを『医療ネメシス』[iv]と題したのです。

しかしながら災厄についての西洋的な概念の歴史において、勝利を収めたのはこの宗教的なヴィジョンではありません。神がいた場所に、人間たちは代わりに〈人間〉を置きました。ギリシア語で弁神論（théodicée）と呼ばれる、神を裁きにかける行ないは、人間による人間の告発、すなわちウラジミール・ジャンケレヴィッチの言葉で言えば弁人論（anthropodicée）に場を譲ったのです[(1)]。この置き換えの主たる責任者はジャン＝ジャック・ルソーです。リスボン地震に関してヴォルテールにこうした趣旨のことを応えた六年後に、彼は『エミール』で次のように書いています。「人間よ、悪をもたらす者をもうさがすことはない。悪をもたらす者、それはきみ自身なのだ。きみが行っている悪、あるいはきみが悩まされている悪のほかには悪は存在しないし、それらの悪はいずれもきみ自身から生まれるのだ[v]」。

ルソー以後、「自然災害〔天災〕」というカテゴリーはもはや市民権を失いました。地震、火山噴火、津波、ハリケーン、旱魃、洪水、どれを取っても人間的な原因が見つかり、ゆえに責任者が見つかり、ゆえに有責者が見つかるでしょう。誰も口にしないSARS-CoV-2という名をもつこのウイルスについても同様です。選択肢のなかには、中国、ウイルスについてのバイオテクノロジー、野生動物の商取引、生物多様性への侵害、安価な航空輸送、そしてもちろん、人新世[vi]とネオリベラリズムなどがあるでしょう。こうした責任の所在についてのいくつかは真実でありうるでしょうし、またこうした原因を探ることは、対処法の考案につながるのですから良いことかもしれません。カントはルソー

---

iv　邦訳は以下。イヴァン・イリッチ『脱病院化社会——医療の限界』金子嗣郎訳、晶文社、一九七九年。ネメシスとは、ギリシア神話で人間の奢りに対する神の怒りと懲罰を象徴する女神のこと。

v　ジャン＝ジャック・ルソー『エミール』中、今野一雄訳（岩波文庫）、岩波書店、一九六三年、一九九頁。

vi　地質学用語で、新たに到来したとされる地質年代のこと。ノーベル化学賞受賞者のパウル・クルッツェンによると、産業革命以降、二酸化炭素の排出などによって、人間の活動がいまや地球のあり方に大きな影響を及ぼす時代に突入しているとされる。

を「道徳界のニュートン」[vii]と呼んでいましたね。

問題は、私たちを襲う災厄の唯一の原因が私たちであるとすれば、私たちの責任は桁外れに大きくなるということです。自分たちにふさわしい世界を創造したといって私たちが誇示する傲慢さを、ネメシスはすでに罰していました。この女神は、その世界を救いたいという私たちの野望に対しては、いかなる運命を定めようとしているのでしょうか。

完全に自閉した人間世界に足りないものは何でしょうか。それはもちろん神ではありません。ほかならぬ神に対してこの閉鎖は果たされたのです。足りないもの、それは、哲学者たちが偶然性と呼ぶものです。偶発事ともアクシデントとも呼ぶこともできます。要するに、人間たちの統御を逃れるもの、そして犠牲者たちが常に問う「なぜ?」という問いを答えのないままにするものです。

——技術的・科学的な専門知識（この場合には医療の専門知識のことです）**と政治的選択のあいだに生じてきた交錯をあなたはどう分析していますか。**

この質問には、たとえフーコーを読んだことがない人でも、権力の観点から答えようと思うでしょう。医者たちが行使する「生権力」が政治権力に対して優位を占めつつあり、専門家たちがゲームを支配している、というわけです。

しかし私が思うに、問題はさらに根が深く、私たちを統治する人々の科学についての無教養と関係しています。私たちが生きている社会は、完全に科学と技術によって作り上げられているにもかかわらず、その分野に関するイロハも知らない男女によって統治されています。いわゆる科学的情報を彼らがもっていないというわけではありません。彼らは――つまり彼ら自身あるいは彼らの助言者たちは――諸々の報告書や書物、専門家が書いたりウィキペディアでコピーしたりしたファイル、またいくつかのラジオ放送のなかで情報を見つけることができるでしょう。こういったことが問題なのではありません。彼らの受けた教育がもっぱら文系のものだった、あるいは経営学のものだったということでもありません――偉大な文学者でありかつ科学的な考えに通じていることは可能だからです。問題ははるか上方にあります。つまり、科学が文化になっていないということに由来しています。そして、そのことについては科学者たち自身をはじめとして、多くの人々に責任があるのです。

私が「科学的な考え」と呼んでいるもののうちで、とりわけ疫学において重要な例を一つ挙げましょう。それは「ポジティブ・フィードバック」という概念で、一九四三年に遡ります。ハイデガー

vii　カントの著作でこの表現そのものは見当たらないが、遺稿集のなかの『『美と崇高の感情にかんする観察』への覚え書き』でニュートンとルソーが比較されており、出典としてしばしばこの箇所が参照される。カント『『美と崇高の感情にかんする観察』への覚え書き』久保光志訳（『カント全集』第一八巻）、岩波書店、二〇〇二年、一九五頁。

が「原子力時代の形而上学」〔第8章〕と呼んだあのサイバネティクスのただなかで生まれたものです。サーモスタット〔温度調節器〕を操作する人は誰でも、ネガティブ・フィードバックとは何なのかを知っています。部屋の温度と目標とする温度の差が暖房装置へとフィードバックされ、この差が負であるか正であるかに応じて暖房装置を強めたり弱めたりすることで温度差がなくなる、というものです。ネガティブ・フィードバックは均衡と保存をもたらすファクターです。これとは対照的に、ポジティブ・フィードバックのシンボルは、自らの尾を噛む蛇、伝統的にはギリシア語のウロボロスが象っているものです。それは悪循環のシンボルではなく、可能性を創造して切り拓くことのシンボルです。

感染症は、連鎖的な反応という形をとることで、この形象をきわめて適切に例証しています。つまり、新たに感染させられた人々が、そのこと自体によって感染させる側になる。結果そのものが原因となるのです。それぞれの感染が新たに引き起こす感染の数の平均が一を上回るか下回るかに応じ、〔感染の〕活力は爆発するか消滅するかします。しかしほかにも多くの可能性があります。この活力全体を定式化する数学的関数は、指数関数です。その特殊性は、この関数の定義とも言えますが、時間単位ごとの値の増大がこの値そのものに比例するということです。感染症の爆発期においては、感染の速度が速いほど、感染者数の増加も速くなるのです。

このことを理解している人には、感染爆発の活力は〈ほとんど無〉あるいは〈何だかわからないもの〉から生じるということがわかるでしょう。[viii] 見たところ、フランスにおける難局の切り抜け方がドイツにおけるそれよりも悪かったのは、何によるのでしょうか。差が生まれるには、一つの特異な出来事、つまりミュルーズのクリスチャン・オープンドア教会で開かれた二四〇〇人以上の信徒たちの集会で十分だったでしょう。それは、トランプ擁するアメリカ合衆国が二週間対応を遅らせたことが五万五〇〇〇人の死を招いたかもしれないのと同様です。あたかも偶然性が、原因となる要素だったかのようです。このことを捉え損ねる人は誰であれ神と偶然を混同するに至る、ということがわかります。

模倣行動は、宗教の領域における行動であれ（儀礼的なセレモニーは多数の共同体を同一の場所に集まらせます）、観光における行動であれ（人は観光客がいる場所へと向かうわけではありませんが、多くの観光客が同じ場所に行き着きます）、経済的な行動であれ（規模の利益[ix]を追求することは、地理的な集中をもたらします）、都市計画における行動であれ（都市が人を惹きつけるのは、その都市がすでに多くの人を惹きつけてきたからです）、ほかのさまざまな行動であれ、いずれも人間活動の空間的な組織化においてポジ

viii　フランスの哲学者ウラジミール・ジャンケレヴィッチの著作『何だかわからないものとほとんど無（*Le Je-ne-sais-quoi et le Presque-rien*）』が踏まえられている。

ix　大工場などで集中的に生産量を増大させることで、生産物あたりの平均的なコストを減らしつつ、全体的な収益を増やすこと。

ティブ・フィードバックが遍在することを示しています。すでに人の集まりがあった場所に人は集まるのです。ウイルス拡散のスーパー・スプレッダー（superspreader）として知られる名高い「クラスター」、つまり人の集まりは、こうして生じるのです。

複雑系の理論家アルベルト＝ラースロー・バラバーシのその後著しい影響力をもつことになったモデルでは、こうした人の集まりは、スモール・ワールド形態のネットワークにおける結節点《ハブ》となっています。すなわち、ネットワークのあらゆる結び目が、これらの中継点を媒介にして、互いに近接したものとなるのです。[2] このような構造の内部を循環するウイルスは、この上なく食い止めがたいことが示せるでしょう［第11章］。

多くのフランス知識人は、科学的な教養に関しては、政治家たちと同じくらい無知です。そのことを自慢の種にしている人もいます。彼らもまた「コロナ懐疑主義者」だったとしても驚くことはありません。彼らは叫びます。取るに足らないもののためにこの馬鹿騒ぎ、このパニックだ！　と。栄養失調で毎年九〇〇〇万人が死亡する――そのうちの三〇〇〇万人は子どもである――のだから、人間の死因に対してこのウイルスはどれほどの影響を及ぼしているのか、というのです。六月一八日、中国は感染症の再発生を目の当たりにし、状況は「きわめて深刻である」と判断しました。ただし、その二ヶ月前から生活は通常通りに戻っていました。そこで、大規模な追跡調査が実施され、再度ロックダウンが宣言され、すべての学校が再び閉鎖されました。こうした熱量はどこから来るのでしょうか。それは、北京の市場関係者のなかから感染者が五日間で一〇〇人見つかったことです。われらが知識人たちはもう少しで息が詰まるところでした。しかしながら中国は正しかった。まったく新たな感染症の始まりは、未然に防ぐことこそ望ましいのです。

――なぜロックダウンの措置はフランスでこれほどの懐疑主義をかき立てたのでしょうか。

当初の犠牲者数が三万人に満たず、損害が相対的に軽微だったことに鑑みて、かくも多くの論評が、私たちはあまりに多くのことをしすぎた、と詭弁を弄して言い立てましたが、それを見て私はひどく理解に苦しみました。ある詭弁がどれほど世論に広まってしまっているか気づくには時間が必要でした。それは、「Y2K」の略号――「二〇〇〇年」を指します――で知られている、二一世紀への（誤った）移行に際して生じた事象に関わる詭弁です。その際に人々が恐れたのは、世界のあらゆるコンピュータが、年数のコード化が不適切であるために停止するのではないか、ということです。というのも年数のコード化が下二桁に限られているために、一九九九年の次の年は二〇〇〇年ではなく一九〇〇年に見えてしまうからです［第5章］。

結局カタストロフは起こらず、一切がつつがなく推移しました。しかしながら、情報システムを完全に取り換えるために、世界中で数千億ドルが費やされていたのです。このことから人々が以下の結論を引き出したのは避けがたいことでした。問題はそもそも深刻ではなかった、費やされた金銭の大部分は無駄であった、というわけです。コロナ懐疑主義者たち——そのうちの何人かは著名な哲学者です——も、同様の誤った推論に浸りきっています。科学にとってそうであるように、論理は、哲学にとっても重要なはずなのですが。彼らに言わせれば、あたかも、金がかかりかつ強制力のある諸々の措置は、その措置が成功したまさにその瞬間に余計なものとなるかのようなのです。

こうした科学的な考えこそ、小学校から国立行政学院（ＥＮＡ）に至るまで[x]——ＥＮＡがまだ存在するならですが——万人に教えるべきものであり、そうすれば権力の問題が別様に提起されるようになるでしょう。

——しかし、ロックダウンによる深刻な経済危機という問題は、はっきりと生じています。人間の命を守ることは、成長という至上命題よりも優先されるのでしょうか。

二〇〇八年から二〇〇九年に生じた資本主義の危機〔リーマンショック〕は、経済学のパラダイムを破裂させるはずのものでありながら、実際にはそうはなりませんでした。私はその直後に出版した「世界を経済による幻惑から解くために」と副題をつけた本で[3]、以下のことを予見していました。経済学思想にとっての躓きの石、すなわち躓いて落命しかねないスキャンダルの石とは、医療的ケアの経済学だろう、と。経済学者という職種に共通しているのは、人間の条件の最も基本的な要素に対する信じがたいほどの鈍感ぶりですが、それを明らかにするためには、彼らが死という問題をどのように扱っているのかを見るのが最適でしょう。現在の危機は、このことの驚くべき例証になっています。

ロックダウンのただなかの四月二七日、フランス・キュルチュール〔フランス公共ラジオのチャンネル〕の優れた番組『エコの声が聞こえますか?』で、あなたが私に尋ねたものと同じ問いが扱われました。招かれたのは、トゥールーズ経済学院の学長である経済学者クリスチャン・ゴリエでした。われらがフランス二度目のノーベル経済学賞受賞者ジャン・ティロールを擁するこの威信ある機関は、「ネオリベラリズム」の砦の一つとしてしばしば批判されています。私としては、その構成員たちが際立って分厚い遮眼帯をつけているのだから、「経済による幻惑」の中心地の一つだと言いたいところです。

ロックダウンの選択は適切であったのかという問いに対し、クリスチャン・ゴリエは率直に、私たちに選択肢はなかった、と答えました。ロックダウンをしなければ、公衆衛生に関わる収支が維持で

x　国立行政学院（ENA）は、フランスの高等教育機関で政治家、官僚、企業経営者などを多く輩出してきた。二〇二一年四月にマクロン大統領は国立行政学院の廃止および新たな教育機関の創設を表明した。

きなくなる（できなかった）――二〇二〇年末にはおそらく死者数が一〇〇万に上るだろう――とのことでした。しかし彼が方法論の検討に着手したときに、事態は悪化しました。医療経済学の基礎概念は人命の価値という概念だ、と彼は念を押しました［第10章］。彼の説明によれば、「生命に値段はない」や「いかにコストがかかろうともあらゆる策を講じる」という格言があるわけですが、それにもかかわらず、私たちは日常的に平均余命とほかのさまざまな財や選好や価値とのあいだで裁定をしている、つまり、私たちはリスクを冒して、喫煙し、飲酒し、睡眠時間を削り、安いがその分安全性の劣る自動車を購入したりしている、というわけです。つまり、私たちは各々、有限の価値を自分たちの生命に与えているのであって、この価値は、私たちの選択によって露わになるのです。仮に公権力がこれらの価値を取りまとめ、民主的な議論を組織し、そこから集団のための一つの価値を引き出すことができるならば、それは、この経済学者の言う、全般的利益にかなうさまざまの決定を下すための指標となるでしょう。たとえば、高速道路の法定最大速度を時速一一〇キロに緩和すべきか、と問うとします。考慮に入れるべき損得として、一方には時間の損失があり、他方にはそれと結びつくかたちで、燃料経費、二酸化炭素排出量、死亡事故の減少があります。適切な計算をすれば、人命の価値を含めてあらゆる価値はユーロに変換可能となり、単純に代数的な和を出せば、その収支がわかります。この経済学者に言わせれば、健康と経済のあいだの裁定も、同様の方法によって解決できない理由などないのです。クリスチャン・ゴリエがこの計算において唯一問題があると感じているのは、民主主義が欠落していることです。フランスにおいては一九七〇年代から、人命の価値は技術官僚《テクノクラート》によって決定されていると彼は言います。それによれば、その価値は、現在では三〇〇万ユーロとのことです。

――しかしあなたは、こうして経済的価値づけの領域が拡大していることに、いっそう重大な問題があると見ているのですよね。

財のなかには、商品になることで歪められてしまうようなものがあります。(4) 性愛から免状の取得に至るまで、その例はたくさんあります。たしかに、件の経済学者は放送の途中で、人命を貨幣で価値づけることは、人命をある値段で交換可能な商品にしてしまうことではない、と強調しました。あなたに三〇〇万ユーロ払ったからといって、あなたを奴隷にはできない、ということです。しかし、彼が一瞬たりとも考慮に入れていないのは、貨幣で買えば必ず歪められてしまう財があるとするならば貨幣はあらゆるものの尺度にはなりえない、ということです。ある財に貨幣的な価値を与えることは、否が応でも、その財を象徴的な意味で貨幣に変換できるものにしてしまう、ということです。このようにして、フランス国立統計経済研究所は、女性の家事労働を厨房にいる料理人の値段と同じ価値のものとしています。自分の子どもたちと過ごす時間の価値はどうでしょうか。同じ「労働」をするベビーシッターに払う金額がその価値となります。こうしたことはいかがわしいと私は思います。「統計的」と言われる場合であったとしても、人命はどうなのでしょう。互いにまったく通約不可能であるさまざまな命を、貨幣の魔術でひとまとめにすることができるでしょうか。命はすべて同じ価値をもつのでしょうか。たとえば若者の命と老人の命ではどうでしょう。

現在では誰もが知っているように、このウイルスは高齢者の生を奪い、最も若い層の人々を生かしておきます。厚生省からの通告が私たちにそのことを執拗に訴えてきます。そうだとすると、なぜ若者が年長者のためにロックダウンを守り、職を失い、自らを犠牲にしなければならないのでしょうか。経済か生命かという選択は、この問いに帰着します。クリスチャン・ゴリエはある解決策を提案しました。彼に言わせれば、この策には、誰も自分が犠牲になっていると感じなくなるという利点があるそうです。つまり、高齢者のロックダウンを六ヶ月あるいは一年間続け、「若者」のロックダウンを解くのです。若者たちには互いに触れ合うような活動的な生活を送ってもらう。彼らは互いに感染し合うだろうが、ほとんどは深刻な被害を受けない。彼らがこうして集団免疫を獲得すれば、それによって高齢者はこの上ない恩恵を受けて、自分たちもロックダウンを解ける。ここにこそ世代間の正義と連帯の見事な例があるのではないか、というわけです(5)。

いまは亡きケネス・ボールディング（一九一〇年〜一九九三年）は、滅多に言及されないにもかかわらず重要な経済学者ですが、こう述べていました。「ある有限な世界のなかで指数関数的な増大が無限に続きうると信じるのは、狂人か経済学者である」。パラフレーズして、私はこう言いましょう。クリスチャン・ゴリエが見事なものと見なす恐るべき事態、これを声高にのたまうことができるのは、怪物か経済学者である、と。

ゴリエは経済学者なのですから、特に問題はないのでしょう。かなりの数の人々が、自分でも知らぬうちに経済学者に含まれるということ、つまり、怪物であるわけではないのに、クリスチャン・ゴリエの論法を受け入れているということはあると思います。ただ、その場合には、彼らは以下のことを忘れていると言わざるをえません。すなわち、高齢者たちの犠牲がそれほど深刻にならなかったのは、彼らの大部分が要介護高齢者滞在施設（Ehpad）や自宅に閉じこもっていたからというよりも、最も若い層の人々が同様に閉じこもり、高齢者への訪問を控えたことによる、ということです。というのも、年長者たちを感染させるのは若者なのですから。〔しかし〕高齢者はこのことについて若者に対して負債を負ったと言えるのでしょうか。もし、私の死を願っている誰かが私を殺すのを諦めたら、私は彼に負債があるのでしょうか。あるいは、もし世界的な活動をすることで私の生命を脅かしているような誰かが、その活動をやめたら、私は彼に負債があるのでしょうか。どちらの場合も答えは明らかに否だと私は思います。

したがって、若者と成人がロックダウンを守ったという事実は、いかなる点においても年長者のための犠牲になったということではありません。われらが経済学者の解決策が考慮できていないのは、孤独のうちに閉じ込められ、時折あるいはしばしば死に救いを求める高齢者の苦しみです。ブラジルのジャイル・ボルソナロ大統領は、同じことを、言葉を選びながらこう言いました。「ウイルスがお年寄りに猛威を振るっていることは遺憾ですが、彼らは何らかの要因で死ななければならないのです」。

第5章　二〇〇〇年の詭弁

二〇二〇年八月二日

もう忘れられているが、一九九九年には、冬休みに飛行機を利用する予定のアメリカ人のおよそ半数近くは、どんな場合でも二〇〇〇年一月一日に旅行に行くことはないと答えていた。この日は、地球上の一部の人々にとって、魅力的でもあり、恐ろしくもあった。なかには境界が乗り越えられようとしていることを漠然と感じる人たちがいて、一九九九年から二〇〇〇年への移行は世界の終わり、あるいはまったく新しい時代の到来へとつながっているという漠然とした予感があった。これは明らかに、宗教心というよりも迷信に近いものだった。言い伝えとは裏腹に恐怖をもたらすことはなかった一回目の千年紀《ミレニアム》との違いは、一〇〇〇年前の人々は自分の年齢をほとんど知らず、大半は自分たちが西暦何年にいるのかを知らなかったのに対して、今回は世界中の人々が移行について知っていたということである。だが皮肉にも、一〇〇〇年後の子孫たちもまた、依然として数の数え方を知らなかった。二回目の千年紀《ミレニアム》は、実際にはその一年後であったにもかかわらず、彼らは二〇〇〇年一月一日にそれが始まると思い込んでいたのである。人生の最初の歳が〇歳である人間とは異なり、世紀の最初は一という数字である。その二〇〇〇年後は二〇〇一年であり、二〇〇〇年ではない。

この事件にはいっそう深い皮肉が込められていた。ごく一部の人たちは実際に恐怖を抱いていたが、それには十分に正当な理由があった。恐れていたのは科学者、エンジニア、技術者たちだった。彼らを怯えさせていたのは、千年紀《ミレニアム》の変化ではなく、二〇〇〇年への移行だった。世界のほとんどの国において社会のあらゆる分野でのコンピュータ化が進行しており、一九九九年一二月三一日の最後の一秒になると、既存のシステムが故障して停止する危険性があると懸念されていたのである。当時はまだ「崩壊学」という言葉はなかったが、責任者たちの頭のなかには大崩壊のイメージがあった。以下のような最悪なシナリオが想定された。すなわち、パリとニューヨークにおける病院の心臓モニターとスキャナーが故障し、ATMが止まり、銀行が混乱に陥る。さらに、エレベーターがフロア間で動かなくなり、発電機の停止、列車の運行停止、原子力発電所の機能不全、さらには偶発的な核戦争の勃発も含め、あらゆる想定がなされていた。

しかし、脅威の本質は何だったのだろうか。情報科学が飛躍を遂げていた一九六〇年代、当時のプログラマーたちは手間を省くために、年号の最初の二桁を省略し、たとえば一九七五年は七五とコード化していた。もちろん、一九九九年になると九九と表記され、翌年は〇〇になる。これを情報システムは一九〇〇と解釈しかねないと当初から予想することはできたし、実際にそう予測していた人たちもいた。それはまるで、機械が、新しい千年紀《ミレニアム》という未知の世界に飛び込むことの恐怖に麻痺し、世紀の始まりに戻りたがっているかのようであった。これが英語では「Y2Kバグ」と呼ぶところの、二〇〇〇年バグである。最悪の事態を想定していた人々の予測は正しかった。ただ、彼らは脅威の発生源を勘違いしていた。すなわちそれは、黙示録の運命論ではなく、機械の盲目的な決定論だったのだ。

一九九〇年代の半ばまでは、そこまでは心配されてはいなかった。その後、情報科学者たちが各国政府に問題の重要性を説得し、総動員体制が築かれた。民間と公共の双方において、頭脳と予算の両面で、相当な資源が投入された。フランスでは、フランス電力（EDF）やフランス・テレコムなどの大規模な公営企業が、それぞれ一〇億フランを投資して情報システムを改修した。民間企業は今日では総額で一一億ユーロに相当する額をその改修に注ぎ込んだ。世界的に見れば、およそ三〇〇〇億ドル規模の額が支出されたのである。

歴史を忘却していなければ理解されていることだが、バグは最終的には回避された。そして、それこそが注目すべき点である。地球規模で深刻になりえたはずの事件が、私たちの記憶にはほとんど残っていないということをどのように説明すればいいのだろうか。このような事件は、破局論の支持者が作成する起こりうるカタストロフについてのカタログのなかに登場することはない。その答えは明らかである。カタストロフは起こらなかったからである。二〇〇〇年のバグは実際には起こらなかった。もっとも、とられた方策の意義はしっかり脳裏に焼きついたがゆえに二〇年経っても記憶に残っているのではないかという反論もあるだろう。しかし、そうはならなかった。なぜだろうか。

　ここにこそ、私が二〇〇〇年の詭弁、あるいはY2Kの詭弁と呼んだものがある。予防措置が成功したことにより、問題の意義が消し取られてしまったのである。一方では、問題が解決したのだから結局それほど深刻な問題ではなかった、と言われる。他方では、予防のコストは驚くほど高く、脅威の実態とはまったく釣り合っていないのではないかと指摘された。その結果、フランスでは、時の首相リオネル・ジョスパンが閣僚会議において、採用された措置について、次のような予兆的な発言によって弁護していたほどである。「感染症がないからといって、ワクチンに疑いをかけるべきではない」、と。

＊＊＊

今日、このような詭弁は、COVID-19のパンデミックに関する多くのフランス知識人の文章や発言に見出される。詭弁を形成する誤った推論はあまりにも粗末であり不思議に思うほどである。論理的な議論に慣れ親しんだ知識人が、なぜこのような失態を犯し、単なる「インフルエンザもどき」を抑えるために保健当局が専制的で自由を奪うような体制を敷いているなどと非難するまでに至ってしまうのだろうか。ロックダウンではまったく説明のつかない、このような茫然自失の状態と私は徹底的に闘いたい［第2章、第3章、第4章］。そして、その最も顕著な具現化がトランプ大統領の言葉にある。それは、アサルトライフルを使って意見を押し通そうとしているアメリカの極右勢力によって引き継がれ実践されているものである。特に悪質な例から紹介することにしよう。

「生命の価値、健康危機の倫理」と題された論文のなかで、人類学者ディディエ・ファッサンは以下のように論じている。

コロナウイルスのパンデミックが前例のないほどの危機をもたらしたといっても、その病気自体はかつてないほどに最悪だというわけではない。なぜなら、麻疹の方がはるかに感染力は強く、エイズの方がはるかに深刻であることがわかっており、これまで地球規模の拡大をもたらしたインフ

ルエンザもいくつかあるからである。パンデミックへの対応、つまり多くの国々で一般化している
ロックダウンこそ前例のないものなのである。(1)

この発言は、常軌を逸したとされる措置（人類史上はじめて地球の自転が停止した）と、二重の意味での原因とを無用に結びつけている。すなわち、結果を引き起こす原因と、私たちを突き動かすものとしての原因〔大義〕である。この〔大義としての〕原因はただの「波紋」ではないとはいえ、そこまで特別なものでもない。類似のものは、過去にもあったとされる。(2) 私がこの関連づけを無用だと思うのは、誰しもがこの「前例のない」ということの意味を誤解していたという仮説を著者〔ファッサン〕自身が退けているからである。この回りくどい関連づけは、内容的には無用だが、そこには明確な修辞的効果がある。つまり、脅威自体はそれほど恐ろしいものではないが、予防手段はこれまで見たことがないものだというレトリックである。読者はただ、問題の処理の仕方がきわめて不適切だった、と結論づけるだけである。

ここに二〇〇〇年の詭弁の兆候が看取される。脅威が最も恐るべきものかどうかは、感染症自体に含まれる本質的な性質ではない。それは、自由権を制限したり、国の経済を危険に晒したりといった、感染症を抑制するために採られた対策が、不均衡とも評されうるとはいえ幸運な帰結をもたらしたからだ、ということもありうるだろう。これには著者〔ファッサン〕も同意しないわけではなかろ

う。彼は、これらの対策にかかる広い意味でのコストとそれによって獲得される健康状態を比較することが無意味であることは理解していた。比較すべきなのは、そのコストと、これらの対策が実施されない状況で健康状態がどれくらい改善するかである。ディディエ・ファッサンは次のように書いている。

介入がなかった場合の死者数、つまりはロックダウンによって救われた生命の数について、信用できる推定値はない。〔……〕要するに、統計機関が発表し、政治家が自らの行動を正当化し称賛するために使用されるデータであるにもかかわらず、公的機関が講じた対策によって、実際のところどれほどの生命が救われたのかは、たとえ概算であってもわからないのである。(3)

この知りえない数量について、記事ではこれ以上触れられていない。(4) しかしながら、トゥールーズ経済学院の試算によると、ロックダウンがなかったら、フランスは年末までに一〇〇万人の死者が出るとされていた。最近、『ネイチャー』誌が非常に重要な研究成果を発表した。(5) それによると、「バリア」と呼ばれている対策は非常時における基本的手段にすぎないものの、アメリカ、中国、韓国、イタリア、イラン、フランスの六カ国で五億人以上の感染を未然に防いだという。しかしながら、著者

〔ファッサン〕はそのような試算は特定の利益を生み出しかねないとして、あらかじめ拒絶していた。

国民の健康を犠牲にして、経済を無制約に回す政策が何を生み出したかについて、ブラジルやアメリカは私たちに教えてくれる。すなわち、その帰結は、一方で殺戮が行なわれていれば、他方で経済がそこから利益を得ることはないということである。死体の堆積は工場経営にとっても個人消費にとっても望ましくないのである。パンデミックの歴史はまた、考察のための有益な手段となる。一九一八年から一九一九年にかけてアメリカで発生したいわゆる「スペイン風邪」による最悪の事態は、きわめて厳格なロックダウンを早々と解除した都市で発生した。第二波がそこを襲ったのである。しかしながら、著者〔ファッサン〕はこのような定性的評価には満足していない。それはあたかも、彼にとっては、本質的なデータが不確定であることは、このデータが関わっているものの甚大さが存在論的に不在であることを意味しているかのようである。しかしながら、それにとって代わる「反事実的」シナリオがなければ、二〇〇〇年の詭弁に陥ってしまうだろう。とられるべき措置が法外だと見なされる場合には、感染症と防止措置を結びつける因果関係を打ち消しつつ、感染症を相対的に抑制することしかできないだろう。

現在では、新型コロナウイルスについて十分な情報が得られており、短中期的な――ワクチンの発見・生産・普及までの二、三年ほど――パンデミックの世界的な管理を緩和すれば（あるいは一部の国が緩和すれば）、死者数はいわゆる「スペイン風邪」はおろか、一四世紀の黒死病ほどにまで達するかもしれないとも推測されている。ディディエ・ファッサンは、自らの考察が公共倫理という名目のもとになされているとしている。だが、彼の軽率な発言は彼が守ろうとしている倫理に反しているのではないかと私は思っている。しかも残念なことに、それは彼だけではないのである。

＊＊＊

カナダのジャーナリストであるデイヴィッド・ケイリーのパンデミックに対する立場に関して、大きな失望を感じたことについてはすでに言及した［第3章］。イヴァン・イリッチの遺作はケイリーによるものであり、二人のあいだでなされた何時間にもわたる対話の成果である。[6] 同書はイリッチが書いたもののなかでも最良の著作だが、ケイリーはそこから一体何を得たのだろうか。COVID-19についての彼の発言[7]は、ジョルジョ・アガンベン、オリヴィエ・レイ、もちろんディディエ・ファッサンなどに見られるような決まり文句が集積されており、特に「剝き出し」の生が「至高の価値」となったという誤った考えが散見される。彼もまた二〇〇〇年の詭弁に身を投じてしまっているのだ。

しかしながら、ケイリーは、意図せずして、ファッサンよりもさらに過激な仕方で、この詭弁に対して哲学的基礎となりうるものを与えている。ロックダウンによってどれほどの人間の生命が救われたのかはわからないとファッサンが断言するのは、経験的な、つまりは偶然的な理由によるものである。ケイリーはファッサンの主張を形而上学的に不可能であるとし、以下のように書いている。

> パンデミック対策の中心には、まだ起きていないこと――新たな感染者の指数関数的増加や医療状況の逼迫によって、患者間での恐ろしいトリアージが余儀なくされることなど――が起こるのを防ぐために、先手をとらなければならないという主張があった。そうしなければ、何が問題かを理解したときにはもう手遅れになってしまうとされていた（この考えには立証不可能なものが含まれることを指摘しておきたい。もし成功して、私たちが恐れていたことが実際に起こらなかった場合、自分たちの行動がその原因となったと主張することはいつでもできる。しかしながら、現実にはそれがどのようなものであったかを知ることはできない）[8]。

別の例を挙げよう。たしかに、多くの死亡事故が発生している地点で、道路設計を修正しようと机上で決定した国立土木学校出身の官僚〔国土交通関係のエリート〕は、自分が救った人々の身元を知ることはない。これから起こることのない事故は認識の対象にはならないからである。もちろん、確率論的に考えれば、少なくともそのような事故の数を見積もることは可能である。しかしながら、ケイリーはそのような見積もりを拒否する。彼にとっては、現に起こっていること、これから起こることだけが存在しているからである。それ以外には、何もありえないのである。

このような哲学的立場には、ここでは語り尽くせないほどの歴史がある。紀元前五世紀から四世紀にかけてのメガラ学派以降、形而上学における大枠のシステムは、以下の公理を受け入れるか否かによって、大きく二種類に分けられると考えられていた。すなわち、現に起きていない出来事と今後起こることのない出来事はいずれも不可能であるという公理である。メガラ学派であったディオドロス・クロノスは、この公理を受け入れ、それを証明できると考えていた。それに対して、アリストテレスは未来の偶然性についての理論においてこの公理を論駁した。[9]

デイヴィッド・ケイリーを形而上学の一分野に結びつけることは的外れだと思われるかもしれないが、あたかも彼は当該の公理を自分のものにしているかのようなのだ。そうすることはまったく正当ではあるものの、その論理的帰結を考えてみるべきである。一つめの帰結、それは「二〇〇〇年の詭弁」はもはや詭弁ではないというものである。それによれば、ロックダウン政策が全面的に実施されたからには、それが行なわれなかった場合に何が起こったかと問いかけることは正当性を失うことになる。つまり、そのような問いはもはや意味をなさなくなる。そうなれば、ファッサンとケイリーは自動的に自分の主張が正当化されたと感じることだろう。

しかしながら、そこから生じる未来の構想においては、あらゆる予防が無駄となる。予防が成功すれば、予防すべき好まざる出来事は現に起きてもいないし、これから起こることもない。出来事は起こりえないものとなり、予防は成功した瞬間に無駄になるのである。ケイリーにはそのことに関して少なくとも一貫性はある。彼はすべての予防医学、さらにはあらゆる予防努力は無駄であると宣言し、予防対象としての未来の病気を現在のものにしてしまうとの理由から、これらの予防を逆生産的であるとさえ見なしている。残念ながら、彼にはジュール・ロマン〔二〇世紀のフランスの作家〕のような才能はなかったようだ。優秀なクノック博士〔ロマン戯画の登場人物〕は、「健康者は自覚せざる病人なり」と言いながら、こう付け加えている。「なんとなれば、彼らは誤れる安心のうちに甘睡して、病気の襲来によって目覚めたときは、時すでに遅いのですから」[10]、と。イリッチがこれに同意してくれるかはわからないが、彼自身は、過去数世紀のあいだに平均寿命が大幅に伸びたのは、無力な治療医学によるものではなく、予防の典型である衛生学の進歩によるものだとしていた[11]。

イヴァンよ、目を覚ましてくれ、あなたの弟子たちは狂ってしまった。

第6章　マスクと嘘

二〇二〇年八月一四日

政治権力が許されざる罪を犯したことは、何をもってしても忘れることはできない。政治権力は、一国の経済と世界規模の貿易を突如として停止させるほどのパンデミックが起こりうる可能性をまったく想定していなかった。そのうえ政治権力は国民に嘘をついていた。マスクの着用は余計な防護であると主張していたが、いまとなっては許されざる過ちに見えるこの主張の本当の理由は、マスクが不足していたということであった。絶対的な、しかし内密にされていた優先事項は、限られたマスクを第一線の医療従事者に確保しておくことであった。人々の健康よりも、介護者の健康の方が重要であるとされたのである。

公衆衛生を取り仕切る機関のトップたちが発した断定的な発言が思い出される。公衆衛生局の長官は昨年二月に以下のような発言をしている。「真剣になりましょう。一般の方々はマスクの購入は控えてください！　マスクの着用はCOVID-19の予防には一切役に立ちません」。これに続き、数日後、大統領の指南役である科学評議会の局長が以下のように述べた。「市街を移動するときにマスクを着用すべき理由はまったくありません。感染症の渦中では、マスクの着用は人々を安心させ、飛沫をいくらかは抑えることはできるでしょうが、期待されている防護という役割を保証するものでは到底ありません」。

当局の擁護をするならば、当時はこのウイルスについてほとんど知られていなかったと言うことはできる。たとえば、無症候性キャリアは蔓延を招きやすく、感染拡大の原因になることは知られてはいなかった。また、ウイルス検査はまだほとんど普及していなかった。そしてマスク不足が解消し、〔かつてはマスクを軽視していた〕同じ医師がマスクの使用を推奨するようになった今日、国民の多くは自分で判断するようになった。大統領と副大統領を筆頭に、行政機関は、多くの人々がいんちきと見なすような治療法を推奨しただけでなく、反マスク運動を主導していたと言うべきである。第一波が津波のようにとどまることなく膨れあがったのは至極当然である。

ここまで見てきたのがアメリカ合衆国の状況であることに――意図的に――言及しなかったこと

をお許し願いたい。[1] これをフランスの状況と比較することは不適切だろう。私たちの同胞〔フランス知識人〕は自分たちの政府が特にマスクの着用に関して何度も見解を変えたことを許容しているが、それは政治的権力が科学的権威の勧告に従うことを知っているからである。彼らは科学を尊重しており、複雑な対象と対峙する場合、科学は推論と反論によって進歩し、宗教や世論の誤った思い込みといった、あらゆる教義とは無関係であることを理解している。そして何よりも、彼らはこのウイルスや感染症に関して十分に通じており、万一の場合、公的機関の不備を補い、多くは良識的な規則を自らに課すことができる。たとえば、あまりにも性急なロックダウン解除は、以前のような呑気な生活に戻っていいことを保証するわけではないということを彼らは認識しているわけだ。

＊＊＊

悪意のある皮肉はもうたくさんである。フランスで起きたことは、ほかの多くの国々でも同様に起きたことである。たとえば、比類ない技術力をもちながらも、パンデミック対策においては最下位にいるアメリカがそうである。しかしながら、二つの国を結びつけることにはもう一つの理由がある。すなわち、両国においてはコロナ懐疑主義者たちが影響力をもってしまっていることである。

大西洋の両岸でそれぞれ語られていることは、内容の次元では驚くほど似通っている。彼ら〔コロナ懐疑主義者」は皆、感染症は実際には存在していないと言う。すなわち、感染症は社会的な構築物であり、言葉による発明品である、と。彼らによれば、もしパンデミックという言葉が使われなければ、その脅威はそれ相応のものとして、つまりインフルエンザのようなありふれた感染症としてしか見なされなかったであろう。死者はどうなるか？　その責任はウイルスそのものにではなく、ウイルスとの闘いにあり、それこそが免疫をめぐる動乱を引き起こした。そうだとすれば、なぜこのようなパニックが起きているのだろうか、また誰がそれを指揮しているのだろうか。それは専制国家、つまりはリヴァイアサン的国家であり、こうした国家が、切迫した状況――これはもちろん操作されたものだ――を利用することで、マスクの着用、ロックダウン、移動の停止といった、自由を奪うあらゆる策を講じているのだ。危機が去った後には、これらすべてが新しい規範となるであろう。こうして「生権力」が強固なものとなる。国家は、人々が最も基本的な自由よりも安全性を絶対的に重視していることを利用する。リスクを冒すことは過去の価値観だからである。この主題に関しては真の科学がないとしても、いやだからこそ、医学と科学は密かに自らの権力を強固にしている、というわけだ。

以上の批判は不条理で不当だと思われる。安全保障的なリヴァイアサン、つまりは医療国家が保健政策を通じて労働の自由や営業の自由に対して制限をもたらしていることに対して、以上の批判が、どのように矛盾をきたすことなく関連しているのかを理解するのは難しい。それはまるで、国家が資本主義という根を破壊することで、自分自身が座している枝をあえて切断していると非難するようなものである。生権力の運命は、マルクスが予見した資本主義の運命がそうであるように墓穴を掘ることになるのだろうか。いずれにしても、コロナ懐疑主義者たちのあいだでは、ヨーロッパであれアメリカであれ、保健政策は自由を侵害するものであると考えられている。というのも、保健政策は貧困を生み出し、貧困はウイルスよりも多くの人々を殺めるためである〔第2章〕。

視点の一致が言葉の一致を意味するわけではない。懐疑主義に侵されたヨーロッパの知識人たちと同じように私も自分の考えを述べてきたが、懐疑主義の起源やそれが追及する目的を理解することは私にはできない。皆が他人の述べていることを大雑把に反復しているだけだとしても、〔ヨーロッパの場合は〕私は先に引用したそれぞれの文章にその著者や著作を結びつけることができた。〔アメリカの場合は〕それは無駄となるだろう。アメリカは、役者の数が著しく異なるからである。先に列挙した考えのすべてであるいは一部を公言している者には、たとえば白人至上主義者がいる。アメリカの白人至上主義者の教養と知性のレベル、いずれにしてもその洗練度合いは、ヨーロッパの同類のそれと同じではない。左派といえば保護主義国家を連想するが、ヨーロッパの懐疑主義者を左派に分類するのは――多少はいるだろうが――難しいだろう。アメリカでは、まさしく国家主義者、原理主義者、あるいは自由至上主義者などがおり、彼らは総じて極右に属している。彼らとヨーロッパ知識人たちとを区別するものは、両者の思想ではない。それは、本質的にはほぼ同じである。そうではなく、間違いなく外見――マスク、頭巾、防弾チョッキ、軍用ベルト、戦闘用の黒ブーツによる扮装――であり、武装してデモをするかどうかである。アメリカ合衆国憲法修正第二条に基づき、彼らは昨年の四月三〇日に、ランシングにあるミシガン州議会議事堂にアサルトライフルをもって合法的に突入し、アメリカ大統領の後押しを受けて、民主党が統治する国家からの「解放」を要求した。彼らが何よりも求めているのは自由である――それは、ウイルスに感染し、他者に感染させる自由である。

もちろん、言葉は知識人のそれのような選び抜かれたものではないが、ここにすべてが表れている。すなわち、このいわゆる感染症はトランプと経済を失墜させるために、民主党が発明した巨大なデマである。数字が嘘をついている。実はよく調べてみると、これらの数字はたいして心配するほどのものでもないことがわかる。ファウチ博士〔アメリカ政府で感染症対策を担当〕はホワイトハウスで何をしているのか？　自分の権力を確立するためにパニックを生み出したのはファウチ博士なのではないか？　彼は恐怖心を煽っている。しかしながら、われわれが求めているのは自由であり、恐怖ではない。死は生命の一部であり、イエス・キリストこそがわれわれのワクチンなのである。われわれは自由の地（*the Land of the Free*）にいる。マスクの着用も、ソーシャル・ディスタンスも、ロックダウンも強制する必要はない。共産主義をお望みであれば、中国に行けばよい。憲法によって保障されたわれわれの基本的人権は神聖なものであるにもかかわらず侵害されている。労働は自由のための道具であり、それ以上のものではない、というわけだ。(2)

もし私がコロナ懐疑主義の知識人であるとすれば、隣人がこのように述べるのを恥ずかしいと思うだろう。

＊＊＊

スーパーマーケットや公共交通機関で、男性であれ女性であれ、マスクを頑なに拒み、「ここは自由の国だ！　自分のやりたいようにするんだ！」と大声で叫び散らす変わり者に遭遇したことがあるだろう。彼らに説教しようとする人は気をつけた方がいい。命を落とした人もいるのだから。しかしながら、それはどのような自由なのか。たとえば、肺がんになることを知りながら機関車のようにタバコをふかすなど、事情を踏まえたうえで自分に害を与えることを行なう自由は認められている。私たちの同国人〔フランス人〕ですら、喫煙者の副流煙を浴びるタバコの受動喫煙は危険であることを知っており、今日では彼らは総じて、喫煙スペースと禁煙スペースを区別する厳格なルールを自ら進んで遵守している。しかしながら、エイズであることを知りながら、何も言わずにパートナーと予防措置をとらずに関係をもった人は犯罪者となり、その罪は法によって罰せられる。新型コロナウイルスはどうだろうか？

このウイルスの特性とマスクの技術によって、以下の三つの命題が理論的に真となる。

一　私がマスクをするならば、私はあなたを守る(3)
二　あなたがマスクをするならば、あなたは私を守る
三　私たちは自分がウイルスを保有しているか否かはわからない(4)

以上を承知のうえでなお、常識的に――「行動指針に従う」必要がなくとも最低限の分別がありさえすれば――マスクが必要となる場所でマスクをしない人は、禁煙エリアで喫煙する人と意図的にパートナーに感染させるエイズ患者とのあいだの中間的な道徳的状況にいると言えるだろう。

この問題の論理的かつ道徳的な形態の特異性は、他者を守ることに特別な利益があるかどうかではなく、自分自身を守ることが他者に依存しているという点にある。集団選択理論やゲーム理論の人間観に従う合理的な利己主義者たちからなる世界では、(5)総体的に満足のいく状況を得ることが不可能だということが帰結するだろう。というのも、誰しもがマスクをしていると想像してみよう。その場合、ほかの人々は皆マスクをしてくれるので、自分はマスクをしない方が得をする。だがそうなると、誰もマスクをしなくなってしまうのだ。(6)強制手段は、かくも嫌われがちだが、一つの脱出口にはなっている。(7)だが、嘘もそうである。マスクをすれば自分の身を守ることができると信じている――部分的には間違っているが(8)――人の数が十分にいれば、いずれにしてもほかの人々は守られることに

なり、Rの文字で象徴されるウイルスの繁殖率〔R係数〕は一%以下に抑えられることになる。太古から知られているように、仮面《マスク》と嘘は相性がよいのである。

第7章　トリアージのむごたらしさ

二〇二〇年八月一五日

ある医療経済学者と医師の対話に次のようなものがある。舞台はアメリカである。[1] 扱われる問題は、COVID-19パンデミック下で提起され、今なお提起されている問題のうちで最も厄介なものの一つだが、ずっと以前から論議されていた問題だ。医療機器とそれを作動させる人員のどちらか、あるいは両方が不足する事態に直面せざるをえない場合、生き延びる者と死にゆく者を決める際に私たちはどのような基準に依拠するべきなのか？　二〇歳の少年と五〇歳の人とで、いかにして選択をするのか？

医師　二〇歳の少年は五〇歳よりもはるかに短い期間しか生きていません。生命の猶予期間が認められるべきです。病気の見通しが両者でおおよそ同じならば、優先させなければならないのは二〇歳の方です。

医療経済学者　年長者よりも若者の方にいっそう価値があるのだと無批判に認める議論に私は困惑します。二〇歳の少年は五〇歳よりも価値があるのだと本当に言えるのでしょうか？　後者は前者にはない能力や経験をもっているので、経済により役立つのではないでしょうか？

このやりとりには嫌悪感を覚える。私の不快感は、第三の人物として医療倫理の専門家が参入しても軽減されない。『町人貴族』[i]の何とも滑稽な場面に出てくる哲学教師のように、この人物は以下の発言によって全員を和解させるつもりのようだ。

倫理学者　そんなふうに議論してはうまくいきません。生命の価値は、われわれの社会のような民主的社会では誰にとっても同じです。より現実味のある事例として、コロナ禍における若い成人と七五歳の老人のケースを想定してみましょう。人工呼吸器の数が足りません。誰を優先するべきでしょうか？　唯一容認できる倫理的な基準は、功利主義的なものです。[2] 救われる生命の数、あるいはより正確には、救われる生命の年数を最大化しなければなりません。それぞれの生命、あるいは生命の年数は、その人が誰であっても、同じ重みをもつからです。おそらく一般的に老人が人工呼吸という恐ろしい試練を生き延びる見込みは低く、いずれにしても、老人に残された年数は若い成人に期待されうるものよりも明らかに少ないでしょう。したがって一般的に高齢者や弱者を治療から遠ざけなければならなくなるのは、彼らの価値がより低いからではなく、その犠牲が、救われる生命の総量を最大化するのに寄与するからです。(3)

英国の経済学者ライオネル・ロビンズは、一九三〇年代に自ら主導したロンドン・スクール・オブ・エコノミクスにその名が結びつけられる人物だが、自分の学問分野に、次のような今なお名高い定義を与えた。「経済学とは、人間行動を、目的と、代替的用途をもつ稀少な手段との関係性として研究する科学である」[ii]。ここでは成長も富も金融も問題になっていない。まったく反対に、ここで言

i　一七世紀フランスの劇作家モリエールの作品。特に第二幕第三場を参照。

ii　ライオネル・ロビンズ『経済学の本質と意義』小峯敦／大槻忠史訳、京都大学学術出版会、二〇一六年、一七頁。ロビンズは稀少性によって経済学を定義したが、彼のいう稀少性とは、単にごくまれに発生するという意味ではなく、需要との関連で制約があることを意味する。同書、四七頁を参照。

わんとしているのは、稀少な資源に関する、節約志向で、慎重で、道理にかなっているとも言いうるマネジメントのことである。先に登場した医療経済学者は、科学を自称する低俗な経済学に潜む劣悪さを言い表していた。人々の健康のうちに経済をフル回転させる手段しか見出していないからだ。稀少性に直面した医療に関する功利主義的な倫理の基盤をなす経済的合理性は、私にはそれに劣らず目に余るものだと思われるが、この経済的合理性は自分が理性《レゾン》に合致しているのだと自称しているのだ。しかしながら、この理性《レゾン》の知らない道理《レゾン》はほかにいくつもある。

まず指摘しておくが、経済的合理性はヒポクラテスの誓いに反している。一九四八年のジュネーブ宣言で採択され二〇一七年一〇月に改訂された文言では、次のように明記されている。

> 私は、私の医師としての職責と患者との間に、年齢、疾患もしくは障害、信条、民族的起源、ジェンダー、国籍、所属政治団体、人種、性的志向、社会的地位あるいはその他いかなる要因でも、そのような要因に対する配慮が介在することを容認しない。[iii]

フランス医師会（Ordre des médecins）の宣誓書の二〇一二年版では、次のように表明されている。

私は、身分や信条によるあらゆる差別をせず、すべての人の人格、自律性および意志を尊重します。私は、その人が衰弱していたり、脆弱であったり、純真さや尊厳を脅かされている場合には、その人を保護するための介入をします。［……］私は、困窮者および要望するすべての人に対して治療をします。

見れば驚愕するような統計がある。そこで明かされているのは、通常の状況下では、ヒポクラテスの誓いが医療を非合理的なものにしており、しかもあえて反合理的なものにすることとすらあるということだ。われらのフランスのような社会国家を備えた国々において、医療費の5～8割は人生最後の一年に費やされているらしいのだ。これは独立変数と見なされた人生最後の一年間であって、年齢の話ではない。この終末医療が数年間の延命を目指しているとしても、その構造からして成功に彩られることがなく、おそらくは一時しのぎの機能や何よりも象徴的な価値しかもたないのだろう。そこでは、最期の時まで私たちは患者の世話をしている、と言われるわけだ。こうした終末医療は、功利主義的な合理性という見地からすると、純然たる浪費に思える。あぁ、われらの推論屋が自分は人生最後の年を生きる患者の前にいると設定しておいてくれていたら！　だが、知ってのとおり、ラ・パリ

iii　日本医師会のウェブサイトから全文を閲覧できる（https://www.med.or.jp/doctor/rinri/i_rinri/a11.html）。

ス氏は亡くなる一五分前にはまだ生きていた。[iv] ウラジミール・ジャンケレヴィッチが指摘しているのは、あらゆる自明の理《ラパリサード》のなかでも最も内容の濃いものだ。次のように記述している。

［……］一五分前どころか、一秒前、百万分の一秒前にも！ この同義語の反復は、つまり、一見そう思えるほど同義語の反復ではない。それは、存在と非存在の混合が不条理の絶頂であり、生と死のあいだに中間はなく、生の究極に触れたとて、人は最後までなお彼岸にとどまっているということを表明している。(4)

「剝き出しの生」や「生物学的な生」を軽んじる者たち［第3章］の足を掬うかのように、彼はこう続ける。

つまり、最も稀薄となった生命でも、それから虚無へは、また、最も減少した存在でも、それから非存在へは、さらに一つの深淵がある。老人の呼吸がほとんど知覚できなくなったとき、生の息吹がほとんど感じとれなくなったとき、その死にそうな人は「かろうじて」存在していると人は言いたがる。だが、それはあきらかに一つの比喩にすぎない。不在が極端に稀薄化された存在ではないように、同様に、死は、憔悴した生、あるいは稀薄になった果てに地獄の亡霊ほどにかすんだ生命

ではない。(5)

経済主義者の医師たち(6)は、どれほど儚い生であれ、死の淵に飛び込むのに抵抗を示す生に、果敢にも「価値」を与えようとするのだろうか？〔第4章、第10章〕彼らにとって、そんなことはたいしたことではない。彼らはほかにも手がある。なるほど患者がいつ死ぬことになるのかはわからない。だが、そんなことは問題ではない。治療をやめればいいのだから。こう言って彼らは人生最後の一年間と無分別な出費とのあいだの不均衡な相関を打ち破る。老人は死ぬがコストは高くはつかない、というわけだ。

iv　ラ・パリスは一六世紀フランスの将軍。彼の勇猛果敢さをたたえた民謡の一節「Un quart d'heure avant sa mort, il était encore en vie.」は、本来「死の寸前までなお彼は勇敢に戦った」という意味だったが、のちに「死の寸前までなお彼は生きていた」という当たり前のことを述べた表現だと解釈されるようになった。そこから、「自明の理」や「分かりきったこと」を意味する「ラパリサード（lapalissade）」という彼の名に因んだ表現が生まれた。

＊＊＊

医療倫理は、経済学風の合理性に侵蝕されて、別の道徳哲学の潮流に助けを求めるかもしれない。功利主義は二〇世紀後半に、伝統的に競合してきたカント的な義務論による真正面からの攻撃の対象となったのだった。ここで鍵となる著作は、二〇〇二年に亡くなったアメリカの哲学者ジョン・ロールズの著書『正義論』だ。[7] 著者は、最初のページから、自らの闘いを導いているメタ原理が次のようなものだと表明している。

すべての人々は正義に基づいた不可侵なるものを所持しており、社会全体の福祉を持ち出したとしても、これを蹂躙することはできない。こうした理由でもって、一部の人が自由を喪失したとしても残りの人々どうしでより大きな利益を分かち合えるならばその事態を正当とすることを、正義は認めない。少数の人々に犠牲を強いることよりも多数の人々がより多くの量の利便性を享受できる方を重視すること、これも正義が許容するところではない。したがって、正義にかなった社会においては、対等な市民としての暮らしを構成する諸自由はしっかり確保されている。[8]

ロールズの理論は社会の基盤となる制度を対象としており、その主題の広がりからして、治療へのアクセスの問題といった局所的な分配的正義の問題を大きく超えるものだと私は認識している。ただし、犠牲を伴うあらゆる解決策の拒否を正当化するためにロールズが展開した多くの議論は、今回の事例においても有効である。(9) 市民権のなかに生存権を含み入れ、そして引用文中の「自由の喪失」を「生命の喪失」に置き換えれば、功利主義的な合理性に基づく医療倫理を断罪する手段が手に入る。

しかしながら、少なくとも今回の事例においては、私たちはロールズよりもラディカルになることができる。不平等、とりわけ犠牲の選択から生じる不平等は、もちろん容認できない。だからといって、不平等という忌まわしきものから一直線に平等という至高の価値へ向かうという結論を下すべきなのだろうか？ 不平等と同じように、平等は、比較される諸対象の通約可能性、つまりそれらの代替可能性を前提としている。それは貨幣があらゆる商品を相互に交換可能にするのと同様だ。ロールズのいう人格の不可侵性は、この通約可能性に歯止めをかけるものとして理解できる。ロールズがこの語に与えた意味での正義が万人の最大善のために特定の人々を犠牲にすることを拒否するのは、諸価値の通約不可能性の名のもとになされるのであって、諸価値が不平等であることを理由としているのではない。そもそも、功利主義者にとっては皮肉なことだが、犠牲の合理性は平等原則に由来する。犠牲者を含めて各人は、集団の効用の計算において平等の重みをもつからだ。真に人間的な生とは上位にあると仮定された諸価値の名のもとに犠牲を捧げる心構えができている生のことだ、などと時にかなり悪意をもって主張するすべての者たちに対して、ロールズのいう意味での正義は、犠牲となる者の人格の不可侵性が、超越的と判断される集団的利益の名のもとに踏みにじられることを認めない。哲学者モニク・カント＝スペルベルは、こうした拒否の含意を力強く引き出して、次のように述べている。

［……］人間の生の価値を比較できるという考えは道徳上の錯誤である。というのも〔そうなってしまうと〕、偉大な作曲家、歴史家、経済の活性化に貢献する実業家の一年間の生活は、年齢を問わず、ある道路清掃員の一年間の生活よりも価値があるのかと問わなければならなくなるからだ。また、あまりに少ない医療資源を、その恩恵を受ける人々の生命に見込まれた価値に応じて配分することを考える人は、すぐさま次のような状況に至ってしまうだろう。すなわち、公正な分配原則――各人にその生の価値に応じたものを――をできるかぎり尊重するふりをしつつも、実際には自分の生に与えられている価値を考慮しないような患者に対して、生かすか死なすかの決断が下されることもある、という状況だ。そのうえ、このようなやり方はどうしても特権や特別待遇を生み出してしまうこともありうる。最も富裕な者が、治療資源、さらには延命のための資源について、この種の割り当てを免れるために繰り返し訴えを起こさないことなどと想像できるだろうか？　また誰がそのことに異議を唱えることができるだろうか？　医療の分配は、生の価値についてのいわゆる客観的な評価に因るべきだという考えは、たいていの場合、誰も受け入れる準備のない道徳的な錯誤に

帰着する。こうした文脈でよく引き合いに出される「世代間の正義」という考え方もまた曖昧かつ危険である。老人が若者のために犠牲になることを義務だと考えているように見える人々は、その論理を徹底すべきではないだろうか？　なぜ「年配者」から財産を取り上げないのか？　なぜ年配者たちの生活資源、さらには年金を減らさないのか[10]？

命の価値は比較することができない。比較不可能というのは平等を意味するのではなく、通約不可能性を前提とするということだ。しかしながら、モニク・カント＝スペルベルがそこから導き出していると思われるものは、人が生に結びつけている主観的価値はやはり少なくとも考慮されるべきだということだ。私たちは彼女よりもさらに踏み込むことができる。そして、きわめて劇的としか考えられない状況に依存するがゆえに必然的に不安定な評価に基づいて、ある人の治療をやめる決定を下す場合のような、取返しのつかない決定を正当なものと見なすことを拒否できる。この道徳的立場から帰結すること、それは、いくつもの生をあらかじめ計算するという意味で「数えられる」ものは何もなく、何も「価値」をもつことはない、ということであろう。生につけられたこの述語（「価値」をもつ」）は、モンブラン山は浮力をもつかという述語以上の意味をもたないだろう。

＊＊＊

それでは、何を為すべきか？　アメリカの新聞で報じられた事例[11]を検討することで、行動の指針は提供されずとも、考察を前に進めることはできる。

二〇一二年一〇月二八日、ニューヨークのベルビュー病院に勤務していたローラ・エヴァンス医師は、解決不可能な問題に取り組まなければならなかった。ハリケーン・サンディが街を激しく襲い、彼女が働いていた救命科には使用できるコンセントが六つしかなかった。五〇人の患者が緊急に人工呼吸器を必要としていた。エヴァンス医師の上司は、受け入れる六名の患者のリストを作るよう彼女に命じた。

八年後、彼女はこうした経験もあって、同じような選択に向き合うことになった。まず念頭に置いたことは、次のようなものだったという。倫理がわれわれに第一に命じることは、〔患者の〕選別をせずにすむようあらゆることをせよ、である。次にルールが必要となるが、それは厳格なものでなくてよい。それは、患者が排除される場合、その患者が理解できないアルゴリズムに基づいて排除されてはならないというものだ。そのアルゴリズムを適用する担当者についても同様だ。[12]また、排除の決定は、患者に関与する医師ではなく、ある種のトリアージ担当者によって行なわれるべきである。[13]選択の基準が明示されても、どれも次のような問題を含んでいる。最大化すべきは、救われる生命の数か、それともそれによって可能になる生命の年数かという問題である。それが何を意味するかについては先に確認した。あるいは、自らに関わる既存の医療体制の問題を患者自身のせいにするという問題である。それは患者を二度も罰するに等しいだろう。最も治療を必要としている人が治療を断られることになり、とりわけ〔アメリカ合衆国では決定的に重要な問題だが〕ほかの人々よりもかなり劣悪な医療環境に置かれた黒人に罰が科されることになるからだ。通常の場合であれば当たり前のことだが、たとえ寛大な寄付者であろうと、超富裕層だからといって優遇されることはない。極限的な緊急事態では、生は商品ではないのである。

ここでは、よく考えてみると倫理に最も合致していると見なされるはずの次の二つのことがほとんど顧慮されていない。すなわち患者自身の意見を聞くことと、籤引きを行なうことだ。結局のところ、〔先の二つのケースでは〕倫理への準拠は形式的なものにすぎなかったように見える。

ところで、二〇一二年一〇月のエヴァンス医師の困難な状況に立ち返ってみよう。〔ハリケーン〕サンディが進路上のすべてを破壊していたときのことだ。彼女はどのように振る舞ったのか？　彼女はリストを作成しなかった。彼女の行動の指針となったのは二つのキーワードだ。それは即興と機転である。詳細には立ち入らないが、ボランティアを動員して急場しのぎの発電機をもったまま一三階まで上ってもらったり、一床あたり二人のボランティアを配置し、電動式の人工呼吸器に代わって手動のものを使ったり、といった状況であった。結局、五〇人のうちどれくらい生き延びたのかは語られていないが、それでも全員が面倒をみてもらえているという感情を抱いたのだった。
おそらくこのことは、福音書で言われているパンの増加と同じような奇跡の鍵をなしている[v]。つまり、即興と機転である。そのためにブラジルの貧しい人々の食卓には、訪問者が見知らぬ友人を連れて突如現れたとしても、その来客者をもてなすのに十分な食料が常に用意されているのだ。稀少性とは、経済学者たちが考えているような、われわれに課せられた所与の条件ではない。それは社会的実践が生み出す構築物である。ケーキの大きさを決めるのは、その配分の仕方なのだ。

このことに触れると、私は似たような話を思い起こしてしまう。死の管理が生命の称揚に置き換わるという話だ。しばらく前のこと、ブラジル人の妻と私は、ブラジルで少女を養子に迎えたばかりのとあるフランス人とブラジル人のカップルの打ち明け話を聞いていた。養子の場合に原則として利用できる利点を活用しないこと、すなわち性別、肌の色、健康状態、目の輝きといった諸々の基準に従って赤ん坊を選ぶことをしないということが、自分たちには肝心だったのだと二人は説明してくれた。出産の偶然性、精子が卵子に向かう盲目的にも見える出産の歩みが、いわば自分たちを赤ん坊に引き合わせるプロセスとなっていることが重要だったのだ、と。「えっ」と私は愚かな質問をしてしまった。籤引きをしたということですか？　養子にできる子どもたちがいる託児所に行って、コインを弾いたりサイコロを投げたりしたのですか？　新米の父親が私に向けた哀れみの眼差しをいまでも覚えている。それはずいぶんひどいことだと彼は言い、こう続けた（彼は科学哲学者だった）。こうした偶然性は計算可能なものの領域のなかにあり、確率計算できるものだ。それは事物に対する人間の統御と一体をなしている。しかし、偶然性にはもう一つのかたちがある。それは未規定性と呼んだ方がよい。それは生命にまつわる偶然性だ。私たちには文通相手がブラジル各地にいて、私たちが子どもを探していることを知っていた。ある夜に――私たち自身はちょうどこの国にいた――そのうちの一人から電話があり、赤ん坊がある病院に捨てられたところだと知らされた。その病院がある町は私たちがいる場所から山脈を隔てて五〇〇キロ離れていた。その町に住んでいるほかのカップルもこの養子に関心があった。そこで私たちは即座に、赤ん坊の顔を見ることなく決断をしなければならなかった。「引き取る」か「引き取らない」か。私たちは「引き取る」と言って即座に出発した。こうして私たちはその可愛らしい少女の両親になった。(14)

こうした状況では、選択しないことが最良の選択ではないだろうか？

---

v　福音書に記されているパンの奇跡とは次のようなものである。五〇〇〇人の群衆を前にして、パン五つと魚二匹しかない。これで全員を満腹にさせるのは難しいはずだ。しかしイエスが天を仰いで賛美の祈りを唱え、パンを裂いて弟子たちに渡して配らせると、すべての人がそれを食べて満腹になったという（「マタイ」一四章一三－二一節、「マルコ」六章三〇－四四節、「ルカ」九章一〇－一七節、「ヨハネ」六章一－一四節）。

第8章　「生物学的」な生——その偉大さと衰退

二〇二〇年八月二一日

「生物学的な生」。コロナ懐疑主義の知識人たちはこの異様な表現を、イタリアの哲学者ジョルジョ・アガンベンの練り上げた「剝き出しの生」という表現と代わる代わる用いている。彼らの考えによれば、それが意味しているのは、生物学者たちが理解している生、すなわちガゼルもゴキブリも、人間の赤ん坊もコナラの木も、あらゆる生き物が共通してもっている神秘的な特性のことである。コロナ懐疑主義の知識人たちは、環境運動もSARS-CoV-2ウイルスとの闘いも、この剝き出しとなった生を「偶像化」していると非難する。彼らに言わせれば、こうした剝き出しの生という形態はあまりに広まってしまったために正しい価値をもたなくなり、人類だけが分かちもつさらに上位の諸価値が犠牲にされてしまっている。それとは反対に、これらの上位の諸価値のためにこそ、人類は自らの生を手始めとして、生物学的な生を犠牲にする覚悟をもたなければならない、というわけだ［第3章］。

これら知識人たちは、今日の生命科学や生物学による生命の考え方について思い違いをしているだけではない。そうした思い違いをするのは、おそらく彼らの大多数に科学的な教養が著しく欠けているがゆえのことなのである。おまけに彼らは二重の過ちを犯している。生命の組織化の複雑さに起因する信じがたい美しさと比類なき豊かさが彼らには見えていない。というのも、生命の特殊性をなしているのは、生命を形作っている物質ではないからだ。生命のうちには、物理学と化学の法則を逃れるものは何一つない。知識人たちは生命の「偶像崇拝者」の考えにすぎないと非難するけれども、いかなる「生気論」[i]も生命の働きに介入していない。そうではなく、〔生命と非生命の〕差異を作り出しているのは、生命の組織化の様態のみである。そしてこの点にこそ、知識人たちの犯しているきわめて重大な第二の誤りがある。彼らには、生命にとって今日最大の脅威となっているものが見えていない。もちろん彼らがこれを話題にしているわけではない。彼らがそうした話題を提起して聞き入れられたとしてもパンデミックは悪化するだろうが。しかも、それは人間による環境破壊ですらない。そうではなく、この上なく皮肉なことに、「生物学的」な生命の主たる敵は、科学および技術としての生物学自体なのだ。というのも、人間は、自らの知能、傲慢あるいは思い上がりによって、〈自然〉から与えられたものを「模倣《エミュレート》」しようと心に決めたからである。そして人工物としての生命もまた生命であるのかという問いが、ますます喫緊のものとして提起されているのである。もちろん、件の知識人たちは、生命を「脱聖化」することにどれほど専心しようとも、この問いを提起することはできていないのだが。

事態をはっきり見定めようとするためには、時には困難で息もできなくなるほど科学史・科学哲学へと沈潜することが欠かせないだろう。(1)

自己組織化という考えの誕生

私がこれから紹介する観念・モデル・概念は、一九三六年から一九五六年にわたる二〇年間に生まれ発展したものである。とりわけそれはメイシー会議という名で知られている一〇回にわたった会議

i　生気論（vitalisme）は、機械論に異を唱え、生命には物理・化学に還元しえない特別な原理・力が働いているとする立場。なお、デュピュイ自身は、以下に見るように、命の特殊性は、単に古典的な物理法則に従うものでも、生気論によって説明可能なものでもなく、創発性を備えた自己組織化にあると考えている。

で提示されたものである。それらの会議はサイバネティクスの、ひいては認知科学の母胎となった。ニューヨーク（最後の回はプリンストン）で一九四六年から一九五三年にかけて行なわれたこの会議には、二〇世紀の最も優れた知性の持ち主が数名集っていた。初期のサイバネティクス学者たちの仕事は、まずアメリカの、次いで世界の世論に対して、今日の私たちであれば「メディア的」と言いたくなるほどの広範な反響を呼んだのだが、それはいまでは想像しがたいものだ。それは、精神についての物質主義的科学を構築することにほかならなかった。この科学が生物学に衝撃を与えないはずがなかった。まさしくサイバネティクスのただなかにおいてこそ、やがて分子生物学と名づけられることになるものの萌芽が形成されたのである。

出だしからすでに、複雑性という概念が最も重要な役割を果たすことになった。この概念をもたらしたのはハンガリー生まれの偉大な数学者ジョン・フォン・ノイマンである。私たちが彼に負っているのは、良きにつけ悪しきにつけ今日のような状態へと世界を導いた最重要の創造物のいくつかだ。すなわち、原子爆弾と水素爆弾、情報理論とオートマトン理論、つまりコンピュータ、さらにはゲーム理論や戦略的思考、そして量子論や数理論理学における重要な諸項目である。フォン・ノイマンが一九四八年に与えた複雑性の定義は、数理哲学においては再帰的定義と呼ばれるものである。つまり、複雑化しうるシステムは複雑である、という定義である。これは、もう一段階複雑になりうるものが複雑だ、ということだ。フォン・ノイマンの重要な貢献は、この定義が論理的に矛盾しないこと、したがって、可能性という語のライプニッツ的な意味に即せば複雑なシステムは可能である、と示したことだ[ii]。複雑性の高まりは、必ずしも意識を生み出しはしないが、たしかに自律性と自己参照を生み出す。自己増殖するオートマトン（生きたシステム）が構想されうるのは、それがフォン・ノイマンのいう意味で複雑な場合のみである。

とりわけフォン・ノイマンが明らかにしたのは、彼の時代の科学哲学が悪戦苦闘していた一見すると矛盾するいくつかの概念が新しいパラダイムのおかげで両立しうるということである。たとえば、因果性と目的論は、複雑な力学系という概念のおかげで両立させることができる。あるいは、確率システムにおけるアトラクターという概念のおかげで、偶発的なものから志向性を生じさせることができる。また、（点アトラクターへ向かう）収束と（さまざまな可能性の生い茂る樹木状構造をもった）拡散は、創発という概念のおかげで両立させることができる。さらに、内在と超越は、自己超越というモデルのおかげで併せて考えることができる。

これらの点について、これから詳述していきたい。

一九四八年にノーバート・ウィーナーがこの勃興しつつある運動にサイバネティクスという名を与えるのに先立って、メイシー会議の参加者たちは、「目的論的機械論」というコードネームで互い

ii　ライプニッツ的な可能性については、本書第3章を参照。

を認知していた。この表現は、まさしく撞着語法的爆発物、すなわち用語上のまったき矛盾でもあるが、これが当時どれほど激しいスキャンダルを招きうるものだったかは今日では測り知れない。この表現は、科学が唯一認めている論証である原因による（機械論的）説明と、科学が厳しく締め出している目的（telos）による説明という二種類の説明を混同しているように見える。もちろんサイバネティクス学者たちは、自分たちがこの混同という罪を犯しているとは考えておらず、科学という学問分野に完全に従い、原因による説明しか認めていなかった。「目的論的機械論」という表現が指し示そうとしていたのは、いくつかの「複雑な」物質的システムが有している次のような能力である。すなわち、科学的態度によって純化されていない日常語において私たちが目的、目標、さらには意図や合目的性と呼んでいるものの表出を、システム自身の働きによって、模倣しシミュレートするという能力だ。サイバネティクス学者たちが確信していたのは、こうした表出の背後にはある種の因果的組織化があるにちがいないということであり、それこそ自分たちが明らかにしなければならないことだ。ここで問題となっている因果的組織化は、それがいかなるハードウェアに埋め込まれていようと——またとりわけ、それが自然の物質的システムか人工の物質的システムかに関わらず——合目的性や志向性をもった同一の結果をもたらすはずであった。

　ここで理解すべきは、後続する認知科学とは対照的に、初期のサイバネティクスは、計算から意味を生じさせはしなかったということだ。初期のサイバネティクスは、因果的物理法則の水準から直接意味を出現させたのである。第三の千年紀の始まりである今日では、意味についての物理学[iii]という観念は突飛なものではまったくない。科学や数学における一連の目覚ましい発見が二〇世紀後半を通じてもたらされたことによって、私たちが動力学（dynamique）に対して抱く観念は一変したと言えよう。この動力学は、純粋に因果的な物理法則に従う物質的システムの変化や軌道に関心を向ける力学（mécanique）——かつては「合理的」と形容された力学——の一分野であった。今日ではよく知られていることだが、非線形の相互作用を引き起こす数多くの要素からなるいわゆる「複雑」なシステム〔複雑系〕が、創発性という驚くべき特性を有しているため、それを記述するには、ガリレイ＝ニュートン革命以降の科学ではすでに追放されたものと思われていた用語を用いてしかるべきだと見なされた。そのため、こうしたシステムは、「自律性」が備わっていて、「自己組織化」を行ない、「アトラクター」を「目指す」軌道を有し、「志向性」あるいは「方向性」を有するシステムだと言われる。あたかも、これらのシステムの軌道は目的によって導かれており、その目的は、そこにまだ到来していないときでさえシステムに意味と方向を与えているかのようなのである。つまり、アリストテレス

iii　ジョン・アーチボルト・ホイーラーが一九八四年に提唱したもの。『認知科学の期限』（*On the Origins of Cognitive Science*, Cambridge〔Mass.〕, The MIT Press, 2009, p. 7）でデュピュイは、これと似た内容を扱いつつ、以下の本を挙げている。Jean Petitot, *Physique du sens : de la théorie des singularités aux structures sémio-narratives*, Paris:Editions du Centre National de la Recherche Scientifique, 1992.

のカテゴリーを借りれば、純粋な作用因がもたらす効果が、目的因がもたらす効果を模倣しているかのようなのだ。

この大転換に寄与することになった物理学および数学の概念や理論は数多く、気づきにくいものの互いに連関している。思いつくままに挙げてみよう。非線形力学系のカタストロフィやアトラクターや分岐理論、臨界現象と対称性の破れ、自己組織化とその臨界状態、非線形熱力学と散逸構造、無秩序系の物理学、決定論的カオスなどである。これらの新しい物理学のモデルによって、形態形成のメカニズム、すなわち自らの創発条件に対して遡及的効果を及ぼしうる、巨視的水準における質的構造をもった創発が理解できる(2)。

サイバネティクスの黎明期には、いま挙げた物理学や数学の理論はまだ存在しなかった、あるいは萌芽状態にあるにすぎなかった。しかしながら、サイバネティクス学者たちは、物理学および数学の優れた専門家であって、彼らが手にしていた概念の道具箱には、力学系のアトラクターといったすでに古典的となっていた観念だけでなく、フィードバック、循環的因果性、システム、複雑性といった、サイバネティクスが考案したかあるいはいずれにせよ著しく発展させたいっそう革新的な観念も含まれていた。そして、とりわけサイバネティクスは、ニューラルネットワークという比類ない思考道具を有していた。

私が自著『認知科学の起源』で俎上に載せた対決のうちの一つは、ノーバート・ウィーナーとジョン・フォン・ノイマンのあいだの対立をめぐるものだった。前者は制御・統御・デザインを、後者は複雑性や自己組織化といったテーマを体現していた。サイバネティクスは、これら二つのパラダイムのあいだの緊張ないし矛盾を決して解消するにはいたらなかった。サイバネティクスは、自律的な機械を設計《デザイン》し製造するという、自らの野望ないし夢の一つに対して満足のいく応答をもたらすことは決してなかった。こうした応答は、認知〔科学〕に関してもたらされるべきだったのか（ロス・アシュビーの有名な著作は『頭脳への設計』と題されることになる）。それとも生命〔科学〕に関してもたらされるべきだったのか（人工生命という用語が登場するのははるかに後のことである）。ここでもまた、生命の側に立つジョン・フォン・ノイマンに対し、メイシー会議の主たる責任者にしてその「頭脳」であった、元神経精神医学者かつ論理学者のウォーレン・マカロックは認知の側に立った。両者の緊張は激しかったが、勝利を収めたのは後者だった。

しかし、初期のサイバネティクスの後に続いた次の二つの潮流であった。一方の支配的となった潮流は、認知主義である。これは、とりわけ情報科学と人工生命の発展を糧としていた。他方の支配的にはならかった潮流は、セカンドオーダー・サイバネティクスという名で[iv]、自己組織化のシステム理

iv　ファーストオーダー・サイバネティクスでは観察者がシステムの外部にあるとされるのに対し、セカンドオーダー・サイバネティクスではシステム自体を「観察するシステム」と見なす。

論や複雑性の理論をはじめとするさまざまな部門およびその下位部門を発展させることとなった。私自身について言えば、私が認知科学へとたどり着いたのは、この後者の潮流を経由してだった。実際、この第二の潮流こそ、社会哲学・経済哲学・政治哲学との相互作用を最大限活かしたものである。ここで本質的かつ中心的な役割を果たしたのは、フリードリヒ・ハイエクの仕事である。この点に関して、ノーベル経済学賞受賞者ハイエクのおかげで私が十全に理解できるようになったことについて触れておきたい。それは、ハイエクがダーウィン以前のダーウィン主義者と名づけた主にスコットランド啓蒙のメンバーのうち、とりわけアダム・スミスとアダム・ファーガソンからダーウィンが引き受けものについてだ。それは、複雑な秩序をあらかじめ構想したり意図したりする精神がまったくなくとも、複雑な秩序が構成されうるという証明である。ファーガソンは、社会秩序について、それは「人間の行為の結果であって、人間の構想〔design〕の結果ではない」と述べていた。

サイバネティクスとそれが生み出したさまざまな学問分野による概念上の最も驚くべき前進の一つは、「自然的機械」という形而上学的な観念を生み出して発展させたことだと言えよう。ここで私が主張したいのは、今日勢力を伸ばす科学技術が、この観念を腐敗させ解体することを自らの養分にしているということだ。その倫理的かつ政治的な影響は甚大である。

あらかじめ、詳しい説明がいくらか必要不可欠だ。

デカルトの読者ならここで時代錯誤だと思うかもしれない。もちろん二〇世紀まで待たずとも、自然と生命を機械のように扱おうと企てることは可能だった。しかし、次の二つを混同してはならない。一つは、自然と生命を人工的機械として扱うこと、つまり製作者やデザイナーが構想した機械として扱うことである。もう一つは、自然と生命を自然的機械として扱うことだ。つまりデザイナーはいないが、複雑性を有した自己組織化するダイナミクスにおけるような内在的合目的性を備えた機械として扱うことである。ちなみに、後者は先に私が指摘した諸概念によって可能となる。

第一のケースは目的論のうちにとどまっている。ジョルジュ・カンギレムが一九四六年にそのことを次のように強調していた。

それゆえ、デカルトが生命の目的論を消滅させたのは有機体を機械《メカニスム》に置き換えることによってだ、と言うことができる。だが、彼が目的論を消滅させたのはただ見かけのことでしかない。彼は出発点に目的論をすべて集中させているからである。彼は、力動的な形態化の代わりに解剖学的な形態を置いているが、そうした形態は技術的な産物であるがゆえに、ありうる目的論の全体が生産活動の技術のうちに含まれているのである。実のところ、機械論《メカニスム》と合目的性を対立させることはできな

v アダム・ファーガスン『市民社会史論』天羽康夫／青木裕子訳（近代社会思想コレクション）、京都大学学術出版会、二〇一八年、第三部第二章、一七八頁。

いように思われるし、機械論《メカニスム》と擬人主義を対立させることはできない。なぜなら、機械の働きが純然たる因果性の諸関連によって説明されるとしても、機械の製作は、合目的性や人間なしでは理解されないからである。機械は、生産すべき結果として獲得すべき何らかの目的をめざして、人間によって人間のために作られるのである。[3]

自然的機械という観念がもたらす挑戦、それはまさしく、機械に課されているはずの外的な合目的性というパラダイムから決定的に抜け出ることである。

先に私はこの観念を「形而上学的」と形容した。この言葉を明確にしておく必要がある。私はこの言葉を科学哲学者カール・ポパーが与えた意味において用いている。エミール・メイエルソン[4]に続いてポパーが教えてくれたのは、どのような科学も技術も「探求の形而上学的プログラム」に基づいているということだ。「探求の形而上学的プログラム」とは、経験的には検証も「反証」もできないが科学の進歩において本質的な役割を果たしている、世界の構造についての諸前提の総体のことだ。この意味においてこそ、「自然的機械」という観念は、探求の形而上学的プログラムの役割を果たしてきたし、またこれまで以上に果たすはずのものだった。残念ながら、優勢となったのは、この観念が堕落したものである。この観念の堕落した姿とは、その隠喩であるもの、つまり人工的機械という概念である——というのも、この概念の歴史においては、人工的機械〔という考え〕の方が自然的機械

〔という考え〕の隠喩であり、その逆ではないからだ。このことは分子生物学の中心にある、ゲノムはコンピュータのプログラムのようなものだという隠喩の場合に明らかだ。しかしプログラムには必ず設計者がいるはずではないか！　設計者のいない機械という概念を考えることは実に難しいだろう。しかしながら、このことこそ先に挙げた諸概念によって可能となっているのである。とはいえ、残念ながら、それらの概念を考え出すことに貢献した当人たちが、人工的機械というイメージに訴えるというかたちで間接的な生気論ないし目的論に甘んじることによって、もともとの概念を最初に裏切っているのである。

黄金の三角形——芸術、技術、生命

a　自然と技術——自然の機械

ここで、重要な概念上の区別を導入したい。この区別はずいぶん早くから、自己組織化をめぐるネオ・サイバネティクス理論によって生み出されてきたもので、製作者あるいはデザイナーなしに創発される複雑秩序の形成に偶然が果たす役割に関係している。この形態形成にまつわる区別すべき二つの原理とは、ノイズからの秩序とノイズからの複雑性のことである。[5] この二つの原理の形式上の差異を例証するために、基礎的な数学の知識で理解できる二つの思考実験を取り上げよう。

最初の実験は、一九三七年に始められて以来、パリの科学技術博物館「発見の殿堂（Palais de la

Découverte)」を訪れ、参加を希望する人々がいまでも行なうことのできるものだ。等間隔の直線からなる格子に無作為に針を落としてみる。針の長さは隣り合う直線間の距離の二分の一である。針が格子の枠線の一つに交差するかしないか、という二通りの可能性がある。カウンターが前者の確率を常に計算している。長年にわたって数百万の人々がこの無邪気な試みに参加してきた。確率の揺れは徐々に小さくなり、今日では少数第数千位の正確さで知られた一つの値に近づいている。その冒頭は〇・三一八三〇九八八六一八三七九一……である。この収束値は、円周率の逆数となることがわかっている。このように、円周率の値は実験を通じて望むかぎり正確に求めることができる。同じ実験は地球上のさまざまな博物館で再現されており、そのどこでも針が枠線の一つと交差する確率は同じ値、つまり円周率の逆数へと収束している。

この実験は「ビュフォンの針」という名で知られるものだ。自然学者として名高いビュフォンは卓越した数学者でもあった。大々的に行なわれてきた実験ではあるが、これが具体的に示しているのは単なる大数の法則にすぎない。ある偶発的な出来事の頻度は時間経過とともに事前に想定された確率へ近づいていくという法則のことだ。ビュフォンが実にエレガントに示してみせたのは、針と枠線が交差する確率がちょうど円周率の逆数に等しいということである。偶然（つまり「ノイズ」）は、あらかじめ存在している必然に従っているだけである。これが「ノイズからの秩序」の一例である。

これに対して第二の思考実験が例証するのは、模倣の形態形成的な力だ。この実験は「ポリアの壺[6]」として知られ、実に多様な科学モデルの母胎となったものである。一つの壺に白いボールと黒いボールが一つずつ入っている。ボールを一つ無作為に取り出し、それを壺に戻し、さらに取り出したのと同じ色のボールを一つ壺に入れる。つまり、壺のなかのボールの数は一回の操作ごとに一つずつ増えていく。それを繰り返すにつれ白いボールの占める割合はどのように変化するだろうか。乱数発生機能のついた電卓があれば、この変化をシミュレートするのは簡単だ。実験してみれば、驚いたことに、ごくシンプルであるが〔すでに取り出した色の〕記憶を含んでいるこのシステムのダイナミクスは、「ビュフォンの針」の場合と同じような振る舞いを見せるのだ。振幅は減少し、いずれ一定の値に収束していく。その値は実験を十分に長く続けさえすれば、いくらでも精密に求めることができる。だが驚くべきことに、この値は二分の一ではない。なぜそれが驚きなのか。実験の初期条件は完全に対称的だ。その対称性の綻びは何に起因するのだろうか？　これについては、いかなる合理的な説明もつかないように思われるのだ。

　こうしたモデルが模倣的ダイナミクスの最もシンプルな形式化となっているのはなぜかを理解することが肝心だ。一回ごとの偶然的な出来事——この実験では、特定の色のボールを一つ取り出すこと——が、次のボールを取り出す際の条件を変化させる。事前確率に修正を加え、同じ色が出る割合を高めるわけだ。こうした自己増幅的なプロセスを例証するために、次のような喩え話を用いてもよいだろう。二人のうっかり者がともに同じ場所へ向かって自信ありげに歩き始めた。実際には両者ともどこに向かっているのかを知らないのだが、互いに相手はそれを知っていると思っている。そのため、二人は互いに互いの足跡を追いかけていく。いずれ二人のたどる道筋はある程度安定するだろう。むろんこれは相対的なものだ。遅かれ早かれ、二人の歩行者は互いの勘違いに気づくことだろうからである。

ポリアの壺に話を戻そう。実のところ、この実験をビュフォンの針の実験から隔てる本質的な違いがある。ポリアの壺においては、もちろん実験をやり直すたびに一定の値が現れてくるが、その値は毎回異なっている。この値は一回ごとの実験と密接に結びついている。ダイナミクス〔全体の動き〕はあらかじめ存在している値に収束するように見えるし、またその値に導かれているかのように見えるのだが、実際にはその値は実験それ自体によって因果的に生み出されるものなのである。一回ごとの実験にばかり目を向けていると、模倣的ダイナミクスを「ビュフォンの針」で作用しているダイナミクス（一つの値への収束）から区別することはできない。だが外部の視点――一回ごとの実験の外側へ身を置くことによってのみ得られる視点（ここでは、一回ごとの実験はほかの無数の可能性のなかの一つが実現したものである）――からするならば、拡散はこの上なく大きなものとして現れてくる。実のところ、収束値の事前確率の分布は、〇から一のあいだで一様なのである。これがノイズからの複雑性の事例だ。ここでは偶然から必然が創発されるのだが、この必然性は事後的な視点をとるときにしか現れてこないのだ。

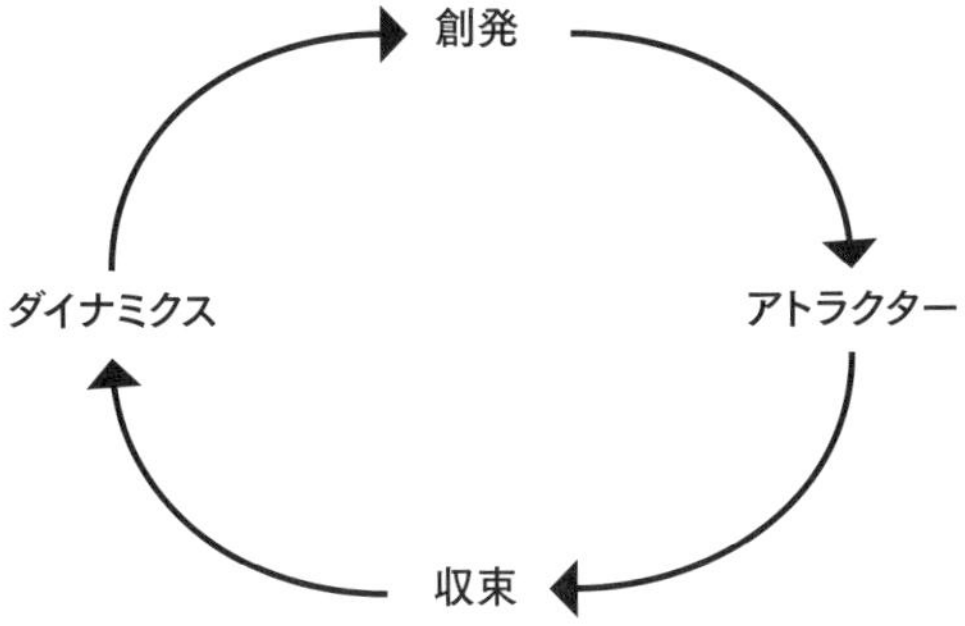

ノイズからの複雑性

ダイナミクスはアトラクターに向けて収束するが、このアトラクターはダイナミクスそれ自体によって生み出されている。この展開は「経路依存的（path-dependent）」と呼ばれる。

模倣的ダイナミクスとその漸近的な振る舞い（つまり時間が無限に向かっていく場合の動き）の関係は、創発的振る舞いのレベル（アトラクターと呼ばれる）とダイナミクスそれ自体のレベルのあいだのループとして、上のような図で示される。

生物学的な進化に関するものであれ、文化の進展に関するものであれ、ノイズからの秩序を原理とする進化論は、世界の多様性を説明することができない。進化論が描き出すダイナミクスはすべて、あらかじめ存在するアトラクターへと向かうものだからだ。ネオ・ダーウィニズムは、生物学において、あるいはさらに悪いことに社会科学においても、「適者生存」という考えに依拠することで、この批判に晒されることになる。ダーウィン自身もこの危険を感じていた。『種の起源』の初版からすでに、自然選択が進化の唯一のファクターでありうるという考えに対して警戒を呼びかけていたのである。彼はこう書いた。「私が確信しているのは、自然選択が、進化の主要な方途であったとしても、唯一の方途ではなかったということである」[vi]。第六版の序言では、この点についてはっきり述べなければならないと考え、失望感を抱きながらこう付け加えている。「この言葉は何の役にも立たなかった［私が強調したいのはこの点である］。誤って伝えられることの力は計り知れない」[vii]。

この袋小路から脱け出すために、今日の私たちは、ノイズからの複雑性の原理のようなものが必要であると知っている。

b　芸術と自然——目的論的判断力の批判

カントが第三批判書『判断力批判』で展開した戦略は、驚くべきことに、初期のサイバネティクス学者たちが用いた「目的論的機械論」という表現のうちに凝縮されている。この点で納得しうる説明は、最終的に因果的メカニズムに訴えることくらいだろう。しかしながら、自然の複雑さの驚異的な表出（カントにとっては生命、サイバネティクス学者にとっては精神）に向き合うと、もう一つの「判断力の格律」、すなわち「目的論的判断力」に訴えることが避けられない。ここでは「内的合目的性」といったいくつかの概念が——これらには発見的ないし記述的な妥当性しかないことを念頭に置きさえすれば——不可欠であるばかりか完全に正当である。目的論的判断力とは、それらの概念があたかも客観的な価値をもつかのように（als ob）するということである。サイバネティクス以降、認知科学の歴史において、シミュレーションが果たしている役割は、部分的には、この「ふりをする」という戦略を反映したものだ。

カントの第三批判書において、事情に通じていない者にとっては互いに無関係に思えるであろう二つの部分が結びつけられているのは、明らかに偶然でない。そこでは、自然の「自己組織化」についての先駆的な理論と、美的判断力の批判が結びつけられているのである。両者の関係が最もはっきりするのは、イタリアの哲学者ルイジ・パレイゾンによる芸術のプロセスについての理論においてである。[7] 創作者が自分の作りたいと思うものを発見するのは、ただ作ることによってである。ひとたび作品が完成すれば、作品はほかのものではありえなかったことがわかる。作品は、以前は予見できなかったが、後からは必然的なものに見えるのである。ここで力を振るっているのは、偶然でもなければ、あらかじめ存在している計画でもない。発明と制作は同時なのである。作品は作られながら、自

---

vi　ダーウィン『種の起源』上、八杉龍一訳（岩波文庫）、岩波書店、一九九〇年、序言、一七頁。

vii　ダーウィン『種の起源』下、八杉龍一訳（岩波文庫）、岩波書店、一九九〇年、三九八頁。なお同書の訳注によれば、この文言は、正確には第六版の序文にではなく、第六版の第一四章にダーウィンが序文を振り返りながら付け加えた文言である。

viii　発見的手法とは、ヒューリスティクスとも言われる。必ずしも正しい答えを導き出せるわけではないが、それを目指して経験に基づいて暫定的な提示をすること。記述的とは、理想的・標準的な状態を想定する規範的なもの（〜すべし）を提示するのとは反対に、実際の状態（〜である）を表すこと。

らの法則を発見するというわけだ。芸術家は、自らが作り出す制約を受けているのだから、完全に自由であると同時に完全に従属している。この奇妙な弁証法において、形は形成されると同時に形成する。詩人ポール・ヴァレリーは、『若きパルク』の構成について語りながら、「造花の自然な成長」と述べていた。

c　危険な隠喩――生きた機械から人工生命へ

私が一五年のあいだ力を注いできたのは、いわゆる「NBIC収斂」、つまりナノテクノロジー（nanotechnologies）、バイオテクノロジー（biotechnologies）、情報テクノロジー（technologies de l'information）および認知科学（sciences cognitives）の収斂の哲学的な基礎、そしてその倫理的な含意についての考察である。そこであらためて見出したのは、かつて私がサイバネティクスや認知科学のただなかに見出していた緊張、矛盾、パラドクス、混同と同様のものである。[8] しかし今回は事態がはるかに深刻だった。問題はもはや理論や世界観のみでなく、自然と人間に関わる行動プログラムであったからだ。

私はこのプログラムの根底にある形而上学について考えてみたが、それほど深くまで考える必要はなかった。この件を扱うアメリカ国立科学財団による初期の報告書の一つ『人間のパフォーマンス改善のためのテクノロジー収斂』[9] のなかに答えが見つかったのだ。そこには短い詩のようにしてこう書かれている。

認知科学者が構想できるものは
ナノテクノロジーの専門家が実現でき
生物学者が実装でき
情報処理技術者が制御できる(10)

この分業作業において、認知科学者がリーダー、つまり考える者の役割を果たしていることは無視できまい。

したがって、NBIC収斂の形而上学とは、認知科学による哲学的なプロジェクトであると判明する。してみれば、このプロジェクトが抱えていた矛盾がNBIC収斂の核心に再び見出されても、何ら驚くことはない。

「テクノロジー収斂」にとって重要なのは、それが自然および生命にとって代わって、進化のエンジニア、あるいは生物学的で自然なプロセスの構想者《デザイナー》になることである。まず確認すべきことは、今日に至るまで生物学的進化はブ、リ、コ、ラ、ー、ジ、ュ、〔寄せ集め作業〕によって進んできたのであって、多かれ少なかれ自分自身がなすべき仕事をしてきたわけではないということである。科学者たちはダーウィンに対する冒瀆を犯すことができるなどとはいかなる場合であれ考えたりはしないだろうが、先の引用はそうした科学者たちの発言に見てとれる一種の逸脱の典型例だ。

ここで一人の有神論哲学者と一人の進化論者の学者を対面させよう。

有神論哲学者たちは、自然と生命の複雑さを観察することにより、構想〔デザイン〕という疑わしい論拠を用いて神の存在を導き出していた。たとえばデヴィッド・ヒュームは、『自然宗教をめぐる対話』（一七七六年）のなかで、クレアンテスに次のような言葉を語らせている。

世界を見回してください。全体と、その各部分のことをよく考えてみてください。世界は一つの大きな機械にほかならないこと、それは、無数の小さな機械に分かれていること、さらにはそれらの小さな機械も、人間の感覚や能力では捉えて説明することができないほど細かく分かれていることが分かるでしょう。これらすべての多種多様な機械も、そしてその最も細かなパーツですらも、正確に相互に調整されています。この点をこれまでにじっくりと考察した人の誰もが感嘆していま す。不思議なまでにそれぞれの手段がそれぞれの目的に適合していることが、自然のすべてに行き渡っており、この点は——自然の側がはるかに優れてはいるのですが——人間の考案が生みだす産物と厳密に似ています。つまり、人間の構想《デザイン》、思考、知恵、知性がつくりだすものと似ています。従って、〔つくられた〕結果同士が互いに似ているため、私たちは、類比のあらゆる規則にもとづいて、それぞれの原因についても同じように似ていると推測するに至るのです。そして、自然の創造者は、ある程度は、人間の精神に類似している、と私たちは推測するのです（もちろんのこと、なしとげた作品の偉大さに対応するように、自然の創造者のほうが、はるかに大きな能力をそなえてはいます）。このようなア・ポステリオリな論証〔経験にもとづく論証〕によって、さらに言えば、このア・ポステリオリな論証のみによって、私たちは、神の存在と、神が〔その本性において〕人間の精神や知性に類似していることを同時に証明するのです。[ix]

構想《デザイン》というパラダイムが勝利を収めたことの最も決定的な証拠を私たちが捉えることができるのは、逆説的なことに、今日の進化論的科学者が、同様の〔自然および生命の〕複雑さに直面した際に、構想《デザイン》という論点をひっくり返すのを見るときである。進化論的科学者は、あらゆるものが一つの計画の実行に由来すると考えた場合、自然においては意味がないものが多すぎると結論するのである。仮に一人の大いなる構築者が自然と生命の状態に責任を負っているとすれば、彼は躊躇することなく、それらを自分が作った製図版、つまり構想《デザイン》と照合しなければならないだろう。しかしここに私たちが間違いやすいポイントがある。デザインというモデルがあまりに含蓄があるために――そして自然的

ix　ヒューム『自然宗教をめぐる対話』犬塚元訳（岩波文庫）、岩波書店、二〇二〇年、第二章、四四－四五頁

機械、内在的合目的性、自己組織化といった概念があまりに捉えがたいために——人工的機械という隠喩がどうしても力を取り戻してしまうのである。自然の「未完成」［第9章］——というよりむしろ技術に従属した科学がそう見なしているもの——について、自然はいかなる構想《デザイン》にも意図にも由来しないと結論するのではなく、意図に誤りがあったと言うのである。二〇〇八年一月のアメリカ全国公共ラジオ放送での人気ジャーナリストのマイケル・クラズニーと進化論的生物学者ニール・シュービンの会話が、この点を見事に例証している。ニール・シュービンは、魅力的な著作『ヒトのなかの魚、魚のなかのヒト』を出版したところであり、そのなかで人体の構造におけるいくつかの奇妙な点を海に住んでいた先祖が私たちに残した影響と結びつけていた。

ニール・シュービン　私たちはそれほど知性的に構想されたわけではありません。そうではなく、歴史的に構想されたのです。［……］人体をよく調べてみれば、何の意味もない奇妙な曲折、円環、ねじれが見つかります。いかなる健全な精神の持ち主も、身体をこのようには構想しないでしょう。

マイケル・クラズニー　神は健全な精神をもたなかったとおっしゃりたいのですか。

［笑］

ニール・シュービン　魚は完全に健全な精神をもっていました。［……］人間の男性の精巣は骨盤の周りで奇妙な輪になっています。これは実に悪いデザインです！

次の段階で発せられる問いは当然次のようになるだろう。人間の精神は自然にとって代わり、その創造という偉業をいっそう有効かつ知性的に成し遂げることができるのではないか、という問いだ。ナノテクノロジーの大いなる推進者である幻視者ダミアン・ブローダリックはこう問うている。「人間の精神が考えついたナノシステムが、ダーウィンのためらいを無視して、デザインの実現へと一足飛びに向かうと考えることはできるだろうか」[11]。比較文化研究の見地からすると、公教育からあらゆる創造説の残滓――その現代版の最たるものであるインテリジェント・デザインも含めて――を一掃しようと多大な努力を払って闘っているはずのアメリカの科学が、いまや端的に造物主《デミウルゴス》という役割を担うようになった人間とともに、ナノテクノロジーのプログラムを通して、デザインの問題系に再び合流しているのを見るのはなかなかに興味深いことだ。

ここには途方もない奇術がある。自然と生命についての表象のうちで、人工的機械が自然的機械にとって代わっているのだ。ここでは次のような問いを発してみたくもなる。「自然」によって人工的機械を製造する私たち人間は、なぜ自分自身の作った人工機械や自然よりもうまく制作できないのか、と。

ここで本質的なのは、人間と自然とあいだの模倣的な競合関係ではない（フランソワ・ジャコブがブリコラージュと述べていたのに対し、「ダーウィンのためらい」という表現に込められた激しい軽蔑は驚くべきものではある）。むしろ本質的なことは、人間と自然とでは、どちらが最良の構想者か、という争点のもつ重大さである。だが、もちろん「インテリジェント・デザイン」というパラダイムに対して科学が向ける批判は――これこそがまさしく自己組織化および自然的機械という概念に行き着いたものだ――人間による構想《デザイン》に対して向け直す方がはるかに適切である。自然が私たちに提示している組織には、あまりにも多くの情報、つまり複雑性が存在するのだから、たとえ神――自然神学の神――の精神であろうとも、一つの精神がそれらの組織を構想することなどできないほどだ。つまり人類は、ほかならぬ神ですら実現不能だと思われる偉業を実現しようと努めているのである。人類の傲慢さから私たちを食い尽くす怪物が生まれるかもしれない。

無から生命を作り出す

ＮＢＩＣ収斂の推進者たちの最大の野望は、ノウアスフィア〔人間の精神的活動の圏域〕を統率することではない。新たな人間、つまりポスト・ヒューマンへと移り変わりつつある存在を創造することでもない、と言ってもいいだろう。結局のところ常に人類は、そのことを果たしはせずとも目標にしてきたと言えるからである。そうではなく、彼らの究極の野望は、無から生命を作り出すことである。おそらくここで私たちが接近しているのは、生物学的な進化において間違いなく決定的段階となる瞬間だ。

人間が生命を作り出すことに成功したとしても、そうした人工的生命は生命ではないとするアプリオリな哲学的議論がある。その議論は、ジョルジュ・カンギレムが著作でポール・ヴァレリーを引用している箇所に見られる。

> 人工的なものとは、ある特定の目的を目ざすものを意味する。そしてそのことによって生きているものに対立している。人工的、人間的、あるいは擬人的なものは、ただ生きているものあるいは生命的なものと区別される。あるはっきりと限定した目的の形で現れるに至る一切のものは人工的になる。それは増大しつつある意識の傾向である。さらにそれは、人間が自然発生的な物や現象をできるだけ正確に模倣しようとするときに行っている仕事である。自己自身を意識している思考はそれ自体が人工的なシステムとなる。生命が目的をもつとすれば、それはもはや生命ではなくなるだろう。(12)

x　フランソワ・ジャコブ「進化のブリコラージュ」『可能世界と現実世界——進化論をめぐって』田村俊秀／安田純一訳、みすず書房、一九九四年。

「～のための生命」（たとえばその生命をもとにして、現在の生物圏によっては生じえなかったようなタンパク質を作り出すことで人間の需要を満たすための生命）は生命でない。ナノバイオテクノロジーの広大な夢においても、このことはよく理解されている。この広大な夢が望むのは、生命が自らの創発条件から抜け出すのと同様に、創り出された存在が私たちの制御から抜け出るようになることである。それゆえ未来のエンジニアは、怠慢や不適格ゆえにではなく、意図的に（デザインによって）魔法使いの弟子〔生半可な知識で師を真似て失敗する者〕になるだろう。今日、真のデザインとは、制御ではなくその反対物なのだ。

事態を見事に要約しているのは、影響力をもつ幻視者ケヴィン・ケリーによる次のような言葉である。「一つの技術の潜勢力は、それが本質的に「コントロールできない（out-of-controlness）」こと、つまりまったく新しいものを生み出して私たちを驚かせるその能力に比例している。私たちはそのことを理解するのにずいぶん長い時間がかかった。実際、ある技術を前にして私たちが不安を抱かなかったとしたら、それはその技術がそれほど革命的ではないからである」(13)。

そうだとすると、ハイデガーはまったく誤っていたようだ。西洋形而上学の到達点は、科学技術のうちでデカルトの夢（「自然の制御者にして所有者になること」）を実現させることではない。到達点は、制御ではなく、私たちの制御を逃れる複雑なプロセスが突発することなのだ。

二〇〇七年以来、「無から生命を作り出す（making life from scratch）」という野望をもった企てが、合成生物学というかなり無害な名でもって既成の学問分野となった。この領域における世界でも主要な研究者が二〇〇七年六月にグリーンランド大学に集まり、世界に向けて声明を発表した。人工細胞製造の最新の成果について報告されたシンポジウムで、「合成生物学とナノテクノロジーの収斂」が告げられたのである。彼らのアピールは、一九七五年にバイオテクノロジーの開拓者がカリフォルニア海岸のアシロマで発表したそれに似ている。後者と同様に、合成生物学の開拓者たちも、自分たちが成し遂げようとしている偉業が並外れたものであることを強調すると同時に、そこから引き起こされるかもしれない危険についても強調した。彼らは社会に対して対策を講じるように呼びかけ、適切な行動のための指針を自らに課した。(14) アシロマで念入りに準備された憲章がどうなったのかについては周知のとおりである。数年後、科学が自らに課した自主規制の試みは粉々に砕け散った。テクノロジーの活力と市場の貪欲さは、いかなる制限にも耐えられなかったのである。

「神ははじめてライバルをもった」。オタワに拠点を置く環境保護運動のロビー団体ＥＴＣグループは、遺伝子組換え植物に対する闘いで一定の勝利を収めた後、反ナノテクノロジーの闘争に特化したのだが、このグループが、アメリカのメリーランドにあるＪ・クレイグ・ヴェンター研究所のチームが行なった技術的成果の報告に対し、より効果的な批判をするべく挨拶表現として用いたのがこの言葉である。この報告では、ヴェンター研究所の究極の目的である実験室での合成組織の創造に向けた第一歩が示されたのだった。(15)

だが、ここで疑問が生じる。それは本当に生命の創造なのか。そう主張するためには、非生命と生命とのあいだに絶対的な区分、すなわち臨界閾がなければなるまい。この閾を乗り越える者がいるとすれば、ユダヤの伝統の預言者エレミヤやプラハのラビ・レーヴが危険を冒して人造人間ゴーレムを創り出したときと同様に、タブーを破ることになるだろう。ところが、科学の追従者のなかには、私たちに次のように知らせてくれる者もいる。合成生物学で最も興味深いのは、この種の閾がまったく存在しないことを示している点だというのである。そのなかには科学ライターのフィリップ・ボールがいる。[16] 彼は「創世記」二章七節の言葉を用いつつこう宣言している。「大地の砂粒」と有限な人間のあいだには、神が「生きた魂を吹き込んだ」と言えるような、いかなる連続性の断絶もない、と。合成生物学に人工細胞の製造ができないということが明らかになったとしても、それでもやはり、生命についての前科学的な考えをまったく不確かなものにしたという功績は残るだろう、ともポールは付け加えている［第3章］。

ここでこそナノテクノロジーは重大な象徴的役割を果たしている。ナノテクノロジーはたいてい、どれくらいの大きさの現象を制御しようとしているかによって定義される。だが、この大きさの尺度はきわめて漠然としており、〇・一ナノメートルから〇・一ミクロンにまで及ぶ。[17] だがこの尺度の全体にわたって、一つの共通した特徴がある。すなわち、生命と非生命とを分ける本質的な区分がまったく意味を失うことである。DNA（あるいはRNA）の分子が生きていると言っても意味はない。この分子に含まれる遺伝「情報《メッセージ》」が発現しうるのは、細胞の代謝を介してのみなのだ。SARS-CoV-2ウイルスが生きていると言っても意味はない。このウイルスは、寄生して活性化するために、現存する生命を必要とするのである。

したがって、ここでもまた、科学は次の二つの対極的な態度のあいだを揺れ動いていることになる。一方は、行き過ぎた慢心、ときに慎みのない虚栄心であり、他方は、批判者を黙らせるときには、自分たちは通常の科学の「日常ビジネス」から逸脱するような特別なことは何もしていないと否定する外見上の謙虚さである。

ところで、私が気になっているのはこの偽りの謙虚さである。というのも、実のところこれこそが慢心の骨頂だからである。私としては、人類にとって有史以来最も本質的な区別の一つからあらゆる実質を奪うような科学よりも、神と肩を並べることを自称する科学の方が付き合いやすい。その区別とは、生と生ではないものの区別、すなわち、それぞれの本当の名で呼ぶのであれば、生と死との区別である。

私がここで述べていることを理解してもらうために、あえて次のようなアナロジーに訴えてみたい。これは、見かけ目以上に根深いものであるかもしれない。自爆攻撃というテロリズムによって、世界規模の暴力はまったく新たな様相を呈することになった。伝統的な攻撃者は、自分自身の生のあり方を肯定し、それに価値付与するために殺害を行なうのだから、それなりに生の優位を認めていたと言うことができる。だが、攻撃者が犠牲者の衣装をまとって、自分の周りの死者の数を最大化するために自爆するとき、あらゆる区別が消え、あらゆる抑止も不可能になり、暴力に対して想定されていたあらゆる制御が無力になる。科学の方も、この生という第一の差異をいまや否定しようとしているように見える。科学がこの道をこのまま進み続けるのであれば、それが巨大な暴力を引き起こすものであることが明らかになるかもしれない。

ナノテクノロジーが約束してくれる最も極端なことの一つは、不死性である。生命と死のあいだに差異はないと考えるのならば、この約束は根本的には何らおかしなものではない。ハンナ・アーレントはこの悪魔の取引がどのようなものかをきわめて深く見通し、次のように記していた。

> 人々の思考にとって最大で最も恐ろしい危険は、ある日、それまで未知だった何らかの事実によって、思想が完全に葬り去られることである。たとえば、いつか人々を不死のものとすることに成功するとしよう。そうなったら、死を契機とする思想のすべてが、その深みもろとも、滑稽なものになってしまうだろう。死をなくした代償は実に高くつくと言うべきだろう。(18)

今日の最先端の理論生物学者に「生命とは何か」と尋ねてはいけない。肩をすくめて「ばかばかしい問いです！」と答えるだろうからだ［第3章］。次のことは言っておかなければならない。われらが知識人たちは、公衆衛生の権威とそれに従属した政治権力による「生物学的生の偶像崇拝」の罪を告発しているが、実のところ、霊柩車に向かって弾薬を発砲して無駄にしているのだ。

第9章　台風の目のなかの死

二〇二〇年九月五日

著名な生物学者である友人たちの影響で、私はあまりにも長いあいだ、次のように述べたり書いたりし、まさにそうすることで無理にでも信じ込もうとしてしまった。死は生のなかにあって生の不可欠な要素をなしており、死のうちには自然なものしかなく、したがって死を恐れる理由は何もないのだ、と。「無理にでも」と言ったが、それはつまり、私が自分自身に反してそう考えていたということだ。パンデミックによって時間が止まったことで、私は自分が根底において常に考えてきたことと和解することができた。死は生を超えたものであり、死は生にとって根本的に外側にあり、生は死の間近にあるように見えるにもかかわらず死に到達することができない。そして何より、こうして純然たる生命の真理のうちで捉えられた死は憎むべきものであって、激しい恐怖をかき立てるほかない移行、あるいはむしろ深淵への飛び込みである。[1]

多くの人々が死ぬことを恐れていたこの時期に、『死』とだけ題されたウラジミール・ジャンケレヴィッチの恐ろしい著書[2]を読み返すことで、私は次のような類いの哲学を完全に脱した。それは、厳密かつ容赦ない分析をする代わりに、慰めや知恵になる教えを提供するだけの哲学である〔第2章〕。私は、宗教についてと同様に、哲学をそうしたものとは正反対のものだと理解している。これらの二つは私たちが自身に眩暈のするような問いを立てるよう強いるものだ。そのような問いは普段なら脇に置いておきたいものであり、せいぜいその時が来たら取り組むつもりだと約束しておくものである。というのも、そうした問いは子どものときから私たちに取りついているのだから〔第1章〕。辛い生活のなかで疲れ果てている人々が自分の隠居を夢見て、最終的に世界とは何かを悟るのと同じだ。大概、それは手遅れなのだが。

「その時が来たら」。これは正確にはどういうことか。人が賢明に死ぬための準備をするようなときがあるということか？　隠居するときのことか？　死亡表〔各年齢の余命を一覧にしたもので日本では「生命表」と呼ばれる〕が私たちに与えてくれる余命五年、あるいは十年のことか？　ジャンケレヴィッチはこの上なく手厳しい。死ぬ瞬間に死ぬ備えができている方が望ましいのだとしても、死ぬ準備ができるなどと考えるのは馬鹿げているというのだ。死ぬことを学ぶことができるとか、死ぬことを学ぶべきだ、といった知恵の声が耳にすべり込んでくるが、これは私たちを欺くものだ。知恵の声が私たちに信じさせるのは、私たちは死にあと数歩のところまで近づけるということ、しかも最後の一歩、すなわち極限的な一歩は、これまでの一歩と同じようなものにすぎず、これまでの一歩と同じように平凡だということだ。人々はモンテーニュの格言をそのように理解するだろう。「毎日、毎日が死に向かって進んでいって、最後の日に、そこに行き着くということなんだよ」[3]。そこから同語反復《トートロジー》、つまり内容が空虚な命題が生じかねない。私はこれをむしろ、ジャンケレヴィッチに倣って、AはAであるという純粋な同語反復から区別された準同語反復として理解したい。そこにはほとんど無、何だかわからないものがあるということだ[i]。死の一瞬をあらゆる生の瞬間と区別するものは、微小であると同時に無限である。ジャンケレヴィッチはそのことを自著の一節で説明しているが、その見出しは見事なまでに内容を要約している。「死という出来事は無ではなく、ほとんど無だ」[4]。ジャンケレヴィッチは、こうして、生から死への移行を無だとするギリシア的・メガラ派的・エレア派的なモデルに反対しているわけだ。

i 「ほとんど無」「何だかわからないもの」とはジャンケレヴィッチの用語で、一九五三年に公刊された著作のタイトルにもなっている(未邦訳)。すぐ後に言われるように、生と死を分けるのは、無そのものではなく、限りなく無に近いなにものかということ。

過ごさねばならないいやな瞬間でさえない。それはまったくなんでもないことで、あなたはそれに気がつきさえしない。あなたはなんでもないことを危惧することもできなければ、存在しないことを気にかけ、まったく恐れるべきでないことを恐れることもできない。だが、このような元気づけのことばが、なぜわれわれをほんの少しも納得させないのだろう。なぜこれらの慰めをわれわれは真に受けられないのだろう。[ii]

私はこうした生き方や死に方の哲学によって慰められたと感じたことが一度もない。そういうわけで、私はロックダウンと準ロックダウンによってもたらされた休息を利用して、『死』の著者が私たちに提示している難解かつ輝かしい文章を何度も読み返した。そこから次の長文を引用する。

というのは、生は段階を追って死になるのではなく、同様に、また、死は生から少しずつ生まれるのでも、生のなかで成熟するのでもない。ところが、ソクラテスは死ぬ。ソクラテスはついには死ぬのだ。

漸進的消滅という体制と、存在と非存在のあいだの峻厳な二者択一（まず一方、それから他方）とは、麻酔薬の心地よさでこの上ない安楽死をわれわれに約束していた。

［この体制に従えば、］死は以前と以後のあいだの分割しえない区分であり、生の充全と死の空虚の交差点だ。一方が終わるところで他方が始まる。もっとも、非存在が始まると言えるならば……。死は生の終焉であり、生の終焉は非生の始まり、あるいは後生を信ずるものにとっては、後生の始まりだ。それ以上の何ものでもない。ところが、何ものかが欠けている。無ではない何ものか。つまり、ほとんど無のもの、なんでもなくすべてであり、すべてであると同時に無である把えがたい何ものかだ。彼岸の無と［……］此岸のすべてとのあいだで、ここでわれわれの関心をひいているのはこのほとんど無ではないだろうか。そのほとんど無とは、瞬間、つまり、移行という事実そのものであり、移行という出来事だ。［……］

［ギリシア人のモデルに従えば、］存在の停止は、絶対的無である。われわれとしては存在の停止が一つのほとんど無であると言うが、この〝ほとんど〟ゆえに、瞬間と無とのあいだには一つの世界、無限な隔たりがある。一つのものでもなく、また、いかに短いとしても一つの間隙でもない瞬間――というのは、まったく持続しないのだから――であるが、無限小の間隙と考えることもできる。停止は純粋の否定ではなく、それ自体一つの出来事なのだ。

［……］というのは、間隙において苦痛の連続に耐えるには魂の力と忍耐で十分だとしても、無の

ii　ウラジミール・ジャンケレヴィッチ『死』仲澤紀雄訳、みすず書房、一九七八年、二九三頁。

敷居において瞬間の冒頭に立ち向かうには勇気が必要だからだ。苦しむには辛抱が、そして死ぬには勇気がなければならない。[iii]

「太陽も死もじっと見つめることはできない」[5]。そして死については比喩でしか語ることができない。逆説的に思えるかもしれないが、ジャンケレヴィッチがここで理解しようと努めているのは、無限小の近接と無限大の隔たりとがどのようなかたちで一致するかである。これは、数学、物理学、政治哲学といった、いくつかの思想分野でよく知られたものである。これらの分野から援用した三つの例を順に考察していこう。

正方形の対角線、この到達しえない彼岸

正方形をイメージして、その辺の長さを距離の単位〔一〕としてほしい。あなたは北西（NO）の頂点にいて、南東（SE）の頂点に到達したい。最短の経路はNOとSEを結ぶ線分、つまり対角線である。ピタゴラスの定理によれば、その長さは二の平方根であり、分数の形にはならない「無理」数である。小数表記で書くためには、小数点以下の桁数が無限に必要であり、一・四一四二一三五六二三七三……となる。

対角線が禁止されているとしよう。つまり、垂直か水平にしか移動できないとしよう。この制約に

よって、あなたはかなり迂回しなければならなくなるだろう。第一の可能性としては、あなたは東に向かってNOから北東の頂点（NE）に移動し、次に南に向かってNEからSEに移動する。あなたは一＋一＝二と同じ距離を通ったことになるが、その距離は対角線の長さよりも半分くらい大きい。あなたは、対角線に近づけばきっともっとうまくできる、と自分に言い聞かせる。あなたはNOからNEへと進み、途中で止まって、そこから南へ向かって対角線に到達するまで突き進む。次に、再び東側の辺へと進んで、到達したら目的地であるSEへと突き進む。ここでは、あなたはそれぞれが二分の一となる線分を四本通っている。つまり、合計が二となる長さを経由したことになる。まったく進歩していない！　あなたは激怒して、今度は前述の線分すべてを同じ手順で二つに区切る。階段の形となった軌道は対角線に近づいていくだろう。なるほど、それぞれの踊り場の高さと長さは四分の一に等しい。だが踊り場は八つあるので、なおも全体では二と同じ距離を通ったことになる。

あなたは恐ろしい真理を理解し始めることになる。踊り場を望むかぎり小さくして進むと、限りなく対角線に接近するだろう。だが、通る階段の長さの合計は相変わらず二に等しいままだろう。あなたは、二の平方根という夢の距離を手にすることはない。それは決して到達しえないままなのだ。

iii　同書二八九－二九四頁（ただし、この引用文は原文に忠実なものではなく、デュピュイは比較的自由に引用しており、省略や移動箇所がある。訳文も本文に合わせて調整したところがある）。

先述の真理はありきたりなものに見えるかもしれない。だが、それに気づくことは連続型の思考にとって真の躓きの石《スキャンダル》となる。あなたが通る階段は対角線へと近づいていき、望むかぎり近くで対角線を囲んでいるが、しかし、その長さは、頑なに二に固定されたままであり、対角線の長さに近づくことはない。極限的な長さは長さの極限にはならないのである。

到達しえない対角線というのは明らかに比喩表現である。私たちはそのほとんど全域に触れるまで近づくことも、好きなだけ近づいて間隔を詰めることもできるが、最短の道程という到達しえない対角線の本質的特性が与えられることは決してない。階段と対角線が接する点の数を天文学的なまでに増やすこともできるが、そうしたところで常に有限であることには変わりはない。このことは宿命なのだ。対角線の有限な近似値は存在しないからだ。私たちはすでに対角線を獲得しているか、あるいはそこからどうしようもなく隔たっているか、そのどちらかなのだ。

数学者たちがここで語っているのは無限の不連続である。潜在的な無限（一、二、三など）と「実」無限（つまりはすでに実現されており、完成している）のあいだには、深淵があるのである。[6]

物理学の純粋な法則にのみ従った世界では生命は誕生しなかっただろう

迂回を続けて物質の世界、つまり物理学の世界に少し踏み入ってみよう。そこでは無限の不連続は珍しいことではなく、ほとんど規則と化している。

大気圧下では海抜0Mにおいて水は一〇〇度で沸騰する。これは自然法則である。鍋の水を温める実験を好きなだけ繰り返してみても、水は常に一〇〇度で沸騰し始めるだろう。モンブランの頂上では気圧がより低く、なるほど水が沸騰するのはわずかばかり低い温度だ。だが、沸点と圧力の関係はそれ自体が自然法則である。

しかし沸騰とは何か？　それは物理学者が相転移と呼ぶものである。相転移において物質は突如として状態が変化する。ここでは液体から気体へと変化する。こうした根本的な不連続——数学者が言うところの「カタストロフィ」[iv]——に際して、液体や容器（鍋）に含まれる不純物の周囲に水泡が形成される。水泡ははじめは物質のごくわずかな揺動でしかないが、これが表面に浮上すると、それが包んでいる水蒸気と周囲の空気が混じり合うわけだ〔これが沸騰である〕。だが、決して起こりえないケースであるが、まったく不純物が存在しなかったら何が起きただろうか。蒸発の過程がどの地点で始まるのか「分からないだろう」し、沸騰は生じないだろう。つまり物理学のシステムが、自然法則と呼ばれる宿命に従っているのは——なんと逆説的なことだろう！——偶然、不純物、不完全さといった、宿命とは正反対のものとして生じるものを媒介にしているためなのだ。システムの「完全

iv　ここではフランスの数学者ルネ・トムの提唱したカタストロフィ理論が念頭に置かれている。自然現象や社会現象である程度の安定性を備えた構造に、非連続的で質的な形態変化が生じることについて理論化を試みた。

な」状態とは、不完全な状態の極限、すなわち不完全さがゼロに近づくときではないのである。

私たちは、重力があるからこそ日常の世界が私たちの知っているようなものになっており、無重力状態の宇宙カプセルのなかから見えるようなものにはなっていないのだと信じている。重さをもつおかげで、四足動物や私たちのような二足動物は直立していられるし、物体は机の上にとどまるし、高い建物が空に向かって聳え立っている。だが、これらの固体がどれも無限の弾性をもっていると仮定してみよう。つまり、これらが落下して地面に触れるときにいかなる摩擦力もその運動エネルギー（キネティック・エネルギーとも呼ばれる）を散逸させることがないと仮定しよう。これらの固体は落ちる前の高さまで跳ね返り、再び落下して、これを無限に繰り返すだろう。そこにあるのは、振れ幅が私たちを含む世界を構成する固体の最初の位置（つまり完全に偶然的な位置）に依存しているような垂直の振り子運動だけだろう。そのような世界では、まさしく任意の事象の記憶が無限に保存されるだろうから、私たちが自分の位置を見定めるのは不可能だろう。力学系理論の専門用語を使うならば、この世界は「アトラクター」を欠いている［第8章］。言い換えれば、どの出発点をとろうとも、その軌道が向かっていく安定状態が欠如している。私たちの日常の世界では、幸運なことに垂直の振り子はやがて動かなくなり、ボールは転がるのをやめ、私たちはさまざまな高さに跳ね返るのを恐れずに自分の足を地面につけることができる。さまざまな高さに跳ね返ってしまっては、会話をしたりキスをしたりするときには困ってしまうだろう。

ところで、これらのことを可能にしているのは重力ではなく、いわばその正反対のもの、弧を描くように跳ね返るのを妨げるものだ。すなわち摩擦力である。摩擦力のない、したがってアトラクターのない世界と、どれほど弱くても摩擦力がある世界のあいだには、またも深淵が、つまり根本的な不連続があるのである。

台風の目、あるいは悲劇的ユートピア

多くの社会的ないし政治的ユートピアは正方形の対角線のようなものだ。つまりユートピアが実現しうるためには、すでにそうしたユートピアが実現していなければならない。一本の連続した道を通ってそこに近づくことは決してあるまい。ジャン＝ジャック・ルソーがそのことを認識していたことは正当に評価しなければならない。彼は『社会契約論』で良き社会について次のように記述していた。「結果が原因となりうることが必要であろう。すなわち、本来は制度の所産である社会的精神が、その制度の設立そのものをつかさどること、そして、人々が、法の生まれるまえに、彼らが法によってそうなるはずのものになっていることが必要であろう」[v]（『社会契約論』第二編第七章）。

つまり、このような無限の不連続は、数学や物理学だけでなく、人々にもう一つの世界が可能だと

v　ジャン＝ジャック・ルソー『社会契約論』作田啓一訳（白水Uブックス）、白水社、二〇一〇年、六七頁。

説得してくる多くの理論的構築物にも共通している。このもう一つの世界に到達するために、そうした理論的構築物が命じるのは残念ながら次の方法だけだ。すなわち、脇に落ちないように注意しながら両足を揃えて飛び込むことだけだ。

人間的事象の領域では、最初《アルファ》と最後《オメガ》はたびたび一致する。約束されたユートピアは、仮定された起源、つまり、おそらくかつては存在しなかったが、不確定の未来において存在しうるような黄金時代をさまざまな仕方で再現する。明白なのはルソーのケースだ。ルソーは聖書のモデルに倣い、失楽園からキリストの贖罪まで、社会契約のなかに「原初の自然状態」の真の特性を取り戻す術を見出している。それは、人間たちが「利己愛」という根源的な悪を知らなかったとされる仮定の状態である。

ここでは正方形の対角線とは別の比喩が必要となる。それは台風の目である。台風とは、形の上では、中心の周りを渦巻いている螺旋である。(7)この中心こそが「目」と呼ばれるものだが、見方によっては螺旋の最初《アルファ》と最後《オメガ》のどちらにも見える。それは、数学的な意味では、図形の「特異点」、つまり図形の外部にありながら図を構成している点である。なぜなら螺旋は、たとえその中心に無限に近づくとしても、決してその中心に到達することはないからだ。この静止した図形にダイナミクスを導入してみよう。目は完全に静止状態にある。(8)しかし、螺旋の渦状の輪郭をたどって目に近づけば近づくほど、旋回は激しくなり、中心には決してたどり着けないように思えてくる。中心への到達に成功するには、そこにすでにいるか、あるいは螺旋に直交する道を通ってそこに行かなければならないだろう。だが目標を見失わないように注意する必要がある。望まれた平和の近く、すぐ近くにこそ、最も激しく荒れ狂う暴風〔暴力〕があるのだから。

ルソーの政治的ユートピアの要諦は、「一般意志」という儚き概念である。社会契約によって組織された良き社会において、一般意志と特殊意志の関係は、自己愛に対する利己愛の関係のようなものである。[vi] これら二つの概念は、言語学的には限りなく近いだろうが、[(9)] ルソーにおいては相反するものである。自己愛は、各人を自分自身に閉ざすものであり、各人は自分自身に対する「自分を観察する唯一の観客」となる。それとは反対に、利己愛は、私たちを他人の視線のもとに置き、他人の目を通して自分自身を見る。私たちは絶えず「比較」に囚われている。ところで、ルソーは次のように述べている。「人間が自分たちの同胞に目を向けはじめるとき〔……〕、その利害関心が交錯し〔……〕、自己愛は発酵して利己愛となる」。[(10)] 自己愛が著しく不安定であるということをどのように捉えたらいいのだろうか。というのも、社会において他人の目に遭遇しないことはきわめて困難だからである。自

vi　自己愛（amour de soi）は自然にかなった感情であり、自己の保全に注意を向けさせる。利己愛（amour-propre）は社会のなかで生まれる相対的で人為的な感情であり、各人が自分をほかの誰よりも重んじるように仕向ける。ジャン＝ジャック・ルソー『人間不平等起源論 付「戦争法原理」』（坂倉裕治訳〔講談社学術文庫〕、講談社、二〇一六年）一八四－一八五頁を参照。デュピュイは、『犠牲と羨望――自由主義社会における正義の問題』（米山親能／泉谷安規訳〔叢書・ウニベルシタス〕、法政大学出版局、二〇〇三年）第三章において、この問題を論じている。

己愛と利己愛のあいだにはわずかな距離しかない。常に前者は後者へと転がり落ちる傾向にあるからだ。だが、この距離は効果の上では最大のものである。善と悪を分けるものだからだ。(11) 一般意志と特殊意志についても同様の分析ができるだろう。(12)

ルソーが目下のところ提示する、利己愛という社会における悪に対する解決策は、政治的ロボトミー[vii]である。つまり人間を市民に変えることで利己愛を除去するのだ。これはまさしく全体主義的な解決策であるが、ルソー自身が晩年にはそれを実行不可能だと言うようになり、それよりもリヴァイアサンの専制政治を好むようになった。(13)

死ぬほどの愛

目が回るほどの生のめまぐるしさは、死の永遠なる安らぎとは反対のものだが、死とは無限に離れていながら無限に近くもある。これら二つの無限は、潜在的なものと現実的なものと同じように分け隔てられている。

近似によって非存在に無限に近づくことができても、存在は非存在には到達できない。存在とはこの近似である。

ワーグナーのオペラでは、前奏曲の「トリスタン和音」からイゾルデの死までに、解決〔音楽用語で不協和音から和音になること〕が一度も来ない四時間の待機時間がある。この耐えがたい緊張感が、不可能な愛の悲劇に伴っている。最後の和音は完全和音であり、死の永遠なる夜のなかに愛の成就を永久に封じ込める。これが愛の死（Liebestod）である。

だがこの愛には、情熱、苦しみ、裏切り、妬み、嫉みといった愛の不可欠な要素をなしている一切のものが取り除かれている。ルソーによる民主主義が民主主義ではないように、この愛はもはや愛ではない。生は、その不完全さが打ち消されるとき、不完全な生ではなくなる。不完全さが打ち消された状態、それがすなわち死だ。いや、生とは、この不完全さそのものである。

vii　脳の一部を切除して統合失調症などを治療する精神外科療法。

第10章　命の値段

二〇二〇年九月八日

知識人たちには、COVID-19のパンデミックを食い止めるために過剰なまでの策が講じられていると感じ、このような騒ぎが彼らの言う「剝き出しの」生の偶像崇拝化や神聖化に起因していると考える者もいる。だが、原始的と見なされる生をしかるべき場所に位置づけることに関しては、現代文化の二つの重要な要素である生物学と経済学に完膚なきまでに打ち負かされているということを理解するくらいの思慮が彼らにはあってもよいだろう。理論生物学は、生命の本質を問うことは馬鹿げた問いであるとはっきりと宣言している。これについては第8章で扱った。また、経済学の側では、生命に値段をつけることで、経済的計算が生命をありふれた商品と同じ地位にまで引き下げているのだ［第4章］。

こうした慣習は一九六〇年代初頭から始まっているもので、目新しいものではない。フランスがその後の五ヶ年の経済計画――現政権が再び持ち出そうとしている「計画」でもある――を策定していたとき、きわめてフランス特有の存在である国家経済学者たちは、第二次世界大戦中に生まれた公的意思決定を評価するための方法論をアメリカ合衆国から輸入し、フランス語で「予算選択の合理化」と名づけた。(1) このような枠組みにおいては、時間や人命といった非市場的な財に金銭的価値を与えることは、経済的合理性に合致すると見なされた。同じく一九六〇年代に始まったフランスの高速道路網の開発は、より高速化することでどれくらいの時間が「節約」可能になるか、同じ速度でより直線的なルートを走った場合に発生すると推定される事故死者数がより多くなるか少なくなるかについての計算に基づいて行なわれた。これらの利益や損失をインフラ投資や維持費用のコストと比較しなければならなかったため、すべてを金銭的評価へと換算するのは当然のことのように思われていた。しかしこの方法を正当化する理論的考察があった。私がここで扱うのはもっぱらこの考察である。(2)

なぜ人命に値段がつけられると見なされているのか

仮に、一〇〇〇万ユーロの予算があり、人命を救うことを目的とした二つのタイプの活動、たとえば、がんについての医学的研究とフランスの事故多発地点道路の整備に割り振らなければならないとしてみよう。次に、この二つの分野における財政的な収益は減少していると仮定する。つまり、ある分野にすでに割り当てられているリソースが多くなればなるほど、一人分の人命をさらに救うためのコストは高くなる。[3] 最後に、リソースの割り当ての目的は救われる人命の数を最大化することにあるとする。初歩的な数学を用いれば、これらの条件のもとでは、この最大化が達成された場合、割り当てられた予算の制限のために救うことを諦めた人命のコストは、どちらの分野でも同じとなることが十分に示されるだろう。もしそうでないならば、つまり、たとえば保健衛生におけるコストの方が安全性の分野におけるコストよりも高いとしたら、前者から後者の分野へとリソースを移すことで救われる人命の総数は増えることになるだろう。この同一のコストこそが「人命の価値」と呼ばれるべきものだ。この価値は、少なくとも二つのことを表している。第一に、生命には値段が、しかも有限の値段がつけられているということだ。現実に、ごく単純にリソースが有限であるという理由で、あらゆる領域で人命を救うということは断念されている。第二に、こうして人命に付与される有限な値段は、われわれが行動を企てるさまざまな領域のうちでリソースを配分する際に持ち出される一貫性の条件を表しているということだ。

これらを踏まえると、理解すべきは次のことである。つまり、人命がトマトや長ネギのように集計される場合、それは、常にとは言わないが、概して、統計的な生となっているということだ。実際にはわれわれはそこに何を見てとっているだろうか？　まず、驚くべきことではないのかもしれないが、われわれは行動可能な各分野において、より多くの命を救うことを実際には諦めているということだ。「無益な医療」[i]には見切りをつけて「対症療法」に限定する場合もあれば、利用可能であるにもかかわらず恐ろしく高価なためテロ対策用のセキュリティ設備をつけない場合もある。地震で被災した都市の残骸のなか、残されているかもしれない生存者の捜索を中断する場合もあれば、相対的に費用がかからないにもかかわらず第三世界への財政援助の際にマラリア対策にはリソースが割かれない場合もある。

次に観察されることとは、人命の価値という概念が土台としている「資源の最適配分」[ii]の条件が、大幅に侵害されているということだ。暗黙に設けられた人命の価値の分野ごとの隔たりは、はっきり言って桁外れなものになっている。その比率は、一対一万にまでもなりうる。これは、現実は完全に非合理的だということなのだろうか？　そうではなくむしろ、われわれが現実を把握する際に用いている〔人命の価値という〕概念自体が不適切なのではないか。

しかしながら、道徳哲学に対して合理的な代替策を提供可能だと自称する「規範的」な経済学者たちは、経験的な現実にはさほど関心がなく、自らの思考のアプリオリな展開の一貫性の方により興味があるようだ。彼らは人命の価値を「支払意思額」と呼ばれるものに基づいて評価している。「あなたが一年間生き延びるためにいくら支払えるか言ってください。どれだけの値がつくかお教えしますので」。こうしてきわめて戯画化された経済主義の精神のもとでは、彼らは、財や商業サービスをどれくらい生産できるかによって人命の価値を測るまでに至ることもある。こうした状況下では、一人のアメリカ人の命は一人のベンガル人の命の一〇〇倍の価値があることになる。気候変動に関する政府間パネル（GIEC）は、その初期の報告書の一つで、気候変動によって予想される影響――金額的にという意味で――を評価することにとどめた。メキシコ湾でハリケーンが増加し激化したことによる被害は、バングラデシュの大部分が海面上昇によって消滅することと同じ枠内に入れられた。人的損害を評価する際に、住民一人あたりの国内総生産（PIB）を基準として価値づけがなされたためだ。〔ただし〕GIECは地球の最貧国からの代表者たちが辞任するという懸念から、不本意ながらもその計算結果を取り下げ、引き出しのなかへと戻してしまった――おそらくいまもその状態にあるだろう。

フランスでは、人命の価値は多かれ少なかれ恣意的に決められており、今日では三〇〇万ユーロに設定されている［第4章参照］。またそれは、たとえば新しいインフラの採算を評価する際など、公共

i　主に終末期医療において、合理的な利益がないときに患者に提供される医療のこと。

ii　財・サービスの生産のために、資本・技術・労働力といった経済的資源を、効率的な生産活動を行なうためにどのように組み合わせるかという問題。

経済学の計算においてしか使用されていない。あたかも、与えられたリソースで救える命の数を国家規模で最大化するために、この人命の価値という概念を、民間であれ公的機関であれそれぞれの当事者間の調整をするための手段とすることをもはや断念してしまったかのようである。それは、これまで明白には述べられてはこなかったが、その目的が実は存在意義を欠き、誰からも、国からすらも、求められていないことの証左である。

ジープと人間存在

私がエコール・ポリテクニーク（理工科学校）——周知のようにかつてナポレオンが軍事学校としたその地位は、まったく時代錯誤なことだが今日でも変わっていない——の学生だった頃、フランス軍のジープの最適管理について論文を書くように求められた。当時は、第二次世界大戦中にアメリカで考案された「オペレーションズ・リサーチ」[iii]と呼ばれる、経営や組織化の問題に初歩的な数学を適用する方法論の全盛期だった。私がそのとき論文で下した結論は間違っていなかったと思われる。問題の具体的条件に基づいて、古いジープを処分して新たなものに交換すべき限界の年数があることを示したのだった。私はそれについてより洗練された提案をし、ジープの年数に応じてどれくらいメンテナンスにかかる労力が変化するかを示すグラフを用いた。それはあらかじめ設定された寿命に近づくほど、大きな故障を修理するのに能力をかける価値はなくなっていき、処分を早めることがより適切となっていくというものだった。

もしこのような経済的論理が人命の管理に適用された場合に、どのようなおぞましい反応が起こるかは、読者諸賢のご想像にお任せしたい。それは、ある年齢以上の病人の看護を放棄し、死に瀕した者たちをそのまま運任せにするものになるだろう。私はニーチェが『偶像の黄昏』で、まさにこのような政策を奨励する「医師たちのための道徳」を主張できると考えていたことを知っているが、当時は彼自身が狂気へとさしかかっていた。彼は躊躇せずこう書いている。「病人は社会の寄生虫です。ある状態に置かれた場合には、生き永らえることが無作法です。生きる意味、生きる権利が失われてしまった後で、医師や病人の処置に女々しく頼って植物人間として生き続けるのは、社会の側において深い軽蔑を招くことになりかねません。他方、医師たちにしても、この軽蔑感情の患者への媒介者たるべきでありましょう。――処方箋を示すのではなく、毎日、自分の患者に対する新しい嘔吐の一服を盛るべきでありましょう」[iv]。ところで、次のことはもう少し考えてみてほしい。すなわち、命を救うためにわれわれが介入するあらゆる領域で合理性の名のもとに人命の価値を均等にするための条

iii　数学的・統計的モデルを用いて、さまざまな計画のうちで最も効率的になるものを決定する技法。
iv　フリードリヒ・ニーチェ『ニーチェ全集14　偶像の黄昏　反キリスト者』原佑訳（ちくま学芸文庫）、筑摩書房、一九九四年、一二一頁。

件は、ジープと人間のあいだに差異を設けないようにする条件そのものではないか。救われる統計的な命は、機械的なエンジンと同じくらいほとんど人間的ではない。アイデンティティがなく、名前も年齢も性別もない。このことによってこそ、その命は、ほかのどれでもよい統計的な命と代替可能なものとなる。その命は、二つの意味で人間の世界に不在である。まずそれが統計的存在であることだ――いままで誰も「平均人」[4]を見たことはない。しかし何よりもその存在様態はヴァーチャルなものでしかない。ここで私が使うべき専門的な用語は、「反事実性」だろう。もし、私たちが致命的な病気や事故を防ぐための行動を断念していたとしたら――実際断念したのだが――何が起こっていただろうか？　明確なアイデンティティをもった人々が亡くなっていただろう。しかし、もし私たちが行動したとすれば、その行動を起こさなかった場合には亡くなっていたであろう人々の名前を誰が挙げることができるだろうか？［第5章］

統計的な命という性質は、実際には多かれ少なかれ影響を受けやすい。すべては統計サンプル、特にその規模に依存する。このことが、分野ごとに暗黙の人命の価値が著しく異なっている理由を部分的に説明する。反事実性に起因する救われる［統計上の］命のヴァーチャルな性格についても同様である。最大化を目指す計算におけるアイデンティティの解体は、状況に応じて多かれ少なかれ著しいものとなる。

二〇一〇年夏、アタカマ砂漠にある鉱山の奥深くに二ヶ月以上も閉じ込められたチリ人鉱山労働者三三人は[vi]、まだ「チリ人鉱山労働者」という未分化な集団の一員にすぎなかった頃に暗黙のうちに自分たちの命に割り当てられていた価値よりもかなり高い価値を認められるようになったことを知って、慰めを感じたかもしれない。しかし、彼らの窮状に同情した全世界の人々にとっても、おそらく威信を賭けていたであろうチリ政府にとっても、彼ら〔三三人〕の個人的なアイデンティティは、彼らが一塊となって構成していた小集団のアイデンティティと同じものだったのである。もし彼らのうち九割〔つまり三〇人〕が助かっていたならば、世間や政府はこの状況下でなすべきことをしたと判断したであろうと予想できる。〔しかしその場合〕死を宣告された三人の鉱夫たちの家族は、おそらくそれとは異なる思いを抱いたことだろう。

個人のアイデンティティが統計的に溶解することは、防止（prévention）のための行動――今日では「予防（précaution）」と言うだろう[vii]――の場合には、異なる様相を帯びる。これを説明するのは、もはや救われた命の反事実的な性質だけではなく、未来の不確実性である。しかし、ここでもまた私たち

v 「反事実性」については、序文訳注iiiを参照。

vi チリのコピアポ鉱山落盤事故。現地時間二〇一〇年八月五日に発生した坑道の崩落事故を指す。崩落により三三名の男性鉱山作業員が閉じ込められるも、事故から六九日後の現地時間一〇月一三日に全員が救出された。救出過程は大々的に報道され、世界中から注目が集まり、作業員たちは英雄視された。

は最大値と最小値のあいだにいる。そしてこのグラデーションこそが、分野ごとに人命に対する暗黙の価値が著しく異なっていることを――正当化するのではないにせよ――説明するものである。交通事故防止のための政策を考えてみよう。交通事故の総数が航空事故よりも毎年かなり多くの犠牲者を出しているとしよう。その場合、各々の航空事故の状況と各々の交通事故の状況を比較してみると、前者のケース（交通事故）よりも後者のケース（航空事故）においての方が、救うことを断念した統計的な命に、いっそうの「道徳的な重み」――こうした表現が許されるならば――が与えられる。自動車の場合、一人ないし数名が死亡する。二〇〇九年六月一日、リオデジャネイロ発パリ行きのＡＦ４４７便の墜落事故では、二二八人が一度に死亡した［第1章］。人命の暗黙の価値が、車に乗って失われるよりも飛行機で失われた方が甚だしく高いのは驚くべきことではない。

このように、分野によって人命の暗黙の価値に甚だしい差があることについて、正当化ではないにしても説明を見出すことはできる。これに対して合理性の名のもとに憤慨するのは、繰り返すならば、あたかも人間とフランス軍のジープに違いはないと言っているようなものだ。

こうした主題に関する文献では時折、三人称の死（「彼の死」）と二人称の死（「君の死」）の区別がなされる。付言すれば、医師は患者との関係において、この後者の状況にある。このことは医学にとって、人間の生命が「値がつかない」ということを正当化するものだろう。この「値がつかない」は、その価値に上限がないという意味で理解すべきだろう。これまで述べてきたことが示すのは、こうした区別はあまりにも截然としたものであること、そして、さまざまな中間的な状況のグラデーションを全体にわたって分析する必要がある、ということだ。(5)

公共の選択に一貫性をもたせることを口実に、国家のトップレベルの領域で幅を利かせる経済主義は、人間の存在の豊かさと複雑さを構成するあらゆるものを平板化してしまうのだ。

vii 「防止」と「予防」の違いについては、一九九二年の国連環境開発会議（ＵＮＣＥＤ）リオ宣言で明文化された「予防原則」が念頭に置かれている。「防止」の方が想定可能で明白なリスクに関わるのに対し、「予防」の方は因果関係が科学的に証明されていないような不確実な出来事に対しても未然に対処することが問題になる。

第11章　スモール・ワールドにおける死

二〇二〇年九月一一日

臨界点（ティッピング・ポイント）

ローヌ川〔スイスからフランスを経由して地中海に注ぐ〕は、氷解による誕生から山々の何百もの急流によって育まれた幼年期を経て、地中海に合流するときにはデルタの両岸に展開し、レマン湖の地下を通過し、人間や自然がその流路に設置したダムや貯水池などの障害物を巧みに利用するわけだが、流体力学という科学のプリズムを通して見ると、全体としては同じ法則に従っている。その「現象学」――あるときは渦を巻き、あるときは目に見えず、多くの場合は長く静かな川として、私たちの眼に映るその仕方――は毎回異なるものだが、複雑系として見れば、それはただ一つのものである。

　複雑系の理論では、ある程度安定した流況は「固有行動」[1]と呼ばれ、それは河川の力学をモデル化するための方程式の解として形成される。このシステムには外部データの影響を表すパラメータが含まれている（たとえば、降水状況、流路など）。これらのパラメータがある値を超えると、河川システムの固有行動が急激に変化することがある。このような閾値を「臨界点《ティッピング・ポイント》」と呼ぶ。臨界点では、任意のパラメータの連続的な変化により、システムの挙動が不連続になる。臨界点は、自然、生活、技術、社会の至るところに存在する。実際には、これらの領域に関連する現象を表したモデルにおいて存在する、と言うべきであろう。

　新型コロナウイルスのようなウイルスの循環運動もこの法則の例外ではない。繰り返しになるが、ここで鍵となるパラメータは、Rという記号で表される実効再生産数である。つまり、免疫をもつ人ともたない人の両方を含む集団において、ある感染者が次々と他者に感染させる際の平均人数のことである。Rが一より大きければ、原子炉におけるような連鎖反応が起こり、感染症が指数関数的に爆発する。Rが一より小さければ、感染症は指数関数的に減衰する。[2] Rが一以下の値から増加し、この閾値を超えると大きな変化が起こり、感染症は原理的に制御不能となる。これこそが、ロックダウンが解除されてから二〇二〇年九月初旬までのフランスで起きたことである。ロックダウンによって、国はRを〇・八まで下げることができた。しかしながら、市場経済を元に戻したことに伴う警戒心の緩みによって、一・四に迫る水準にまで上昇した。いったんは収束したかに見えた感染症が、以前よりもひどくなって再発したのである。

以上の説明は、少なくともいくつかの理論的要素に基づいて行なうことができるが、実際にはそこにはいくつかの修正が必要になる。

スモール・ワールド

臨界点の概念は数学、正確には力学系理論に由来するものであり、一七世紀のニュートンや一八世紀のラグランジュにまで遡ることができる。私が紹介する「スモール・ワールド」の概念はより最近のものである。スモール・ワールドの概念は、中枢神経系からウェブ（ワールド・ワイド・ウェブ）、そして食物網（たとえば地中海においてはどの種がどの種を食べるか）に至るまで、相互作用する結節点《ノード》からなる大きなネットワークの形状をした複雑系の観察に基づいている。このネットワークはさまざまに形状を変え、対象となるネットワークにいくつもの新しい結節点が随時追加され、新しいリンクを既存の結節点と織り交ぜながら、その複雑性を増していく。

これらのネットワークは、自然的なもの、技術的なもの、あるいは社会的なもののいずれにおいても、密接に関連した以下の三つの特徴をもっている。

a　それらは「スモール・ワールド」[3]を構成している。二つの結節点のペアをランダムに選ぶと、ごく少数のリンクで両者のあいだを行き来できる。スモール・ワールドでは、あらゆるペアに関してこのリンク数の平均をとると、それは結節点の総数に比べて驚くほど少ない。最初のリンクは相互の知人とのあいだにあるが、どの人についても地球上のほかのどの人から平均して「六次の隔たり」[4][i]で離れていると言われている。ウェブ上には約一〇億のサイトが存在するが、二つのサイト間の平均距離は一九リンクと推定されている（AからBへのリンクが張られていれば、サイトBはサイトAまで一リンクになる）。

b　それぞれの結節点に到達するのに必要となるリンク数に応じて結節点の分布を作ると、必然的に不均一なものとなる。比較的少数の結節点が大部分のリンクを集中させてハブとして機能するが、相当数の結節点が一つまたは二つのリンクだけでしかほかの結節点とリンクしていない。ウェブ上では、八〇%のリンクが一五%のサイトにしかつながっていない。これに対応する度数分布図《ヒストグラム》は、実際には非常に正確な法則、いわゆる冪《べき》乗則に従っている。この場合、任意のリンク数をもつ結節点の数は、リンク数が二倍になるたびに一定の係数で割られる。冪乗則はパレートの法則とも呼ばれている。[ii]これはイタリアの経済学者・社会学者であり、レオン・ワルラスとともにローザンヌ学派を創設したヴィルフレド・パレートの名に因んだものである。パレートは、各国の所得分布がある特定の法則に従っていると考え、どの部分で切り取っても同型になると推測した。すなわち、自分の所得がどのようなものであっても、自分よりも所得の高い人々の平均所得は、自分の所得に対して一よりも大きい一定の比率になるというものである。幂乗則ではこのような結果になる。これは「フラクタル」や「スケールフリー」の法則とも呼ばれることがある。[iii] 結節点の度数分布図がこの法則に従っているネットワークの場合は、それ自体が「スケールフリー」であると言われる。このようなネットワークではハブの数は確かに比較的少ないが、リンクの分布がガウス分布〔正規分布〕に従う場合、つまり無作為抽出の結果である場合と比べると、ハブの数ははるかに多くなる。その結果、分布の両極の値が相対的に高くなるという基本的概念（ファット・テール）が生じる。[iv]

i 「知り合いの知り合い」といった隣接関係をたどっていくと、五人の仲介者を経て、六人目で目的の人物に到達するという考え。スタンレー・ミルグラムが一九六七年に行なった「スモール・ワールド実験」で実証された。

ii 「二・八の法則」とも呼ばれる。一つのある集団全体の成果の八割は、集団全体を構成するうちの二割によって生み出されるという経験則。

iii リンクが一部の結節点に極度に集中しているネットワークのことを指す。

iv 幂乗則に従う場合の度数分布を幂分布と言い、幂分布は極端な値をとる絶対数が正規分布より多いために、幂分布の曲線は正規曲線に比べて、横軸のいくつかの値に対応する縦軸の値が極端に大きくなる。その形状は尻尾（テール）が太っている（ファット）ように見えることから、「ファット・テール」と呼ばれる。

以上の二つ〔aとb〕の特徴をもつことが示されているネットワークの例としては、以下のものがある。たとえば、食物網や多くの生態系、神経系、細胞の代謝を構成する化学的関係、インターネット、ウェブ、配電網、航空網、科学的引用、さらにはビジネス関係や性的パートナーといった社会的影響力のあるネットワークなどである。(5) しかしながら、すべてのネットワークがスケールフリー・ネットワークではないことは強調しておくべきだろう（道路網など）。

c　スケールフリー・ネットワークの構成と発展に関わるメカニズムのうち、最も頻繁に発生するものがある。それはポジティブ・フィードバックのループである。このようなループは複雑系の安定性のために重要な役割を果たすことが現在のところ知られている〔第4章と第8章〕。ネットワークが形成され、新しい結節点が全体に加わるとき、この結節点が既存の結節点とリンクを結ぶ際には、すでに多くのリンクを集めている結節点を優先的に対象とする。これは「金持ちにしか貸さない」（rich get richer）というルールであるが、あらゆる模倣的ダイナミクスの中核に見られるものである。その関係が正確な比例関係にあれば、結果として得られるネットワークはスケールフリーの性質をもつことになる。

ここで示した三つ〔a、bとc〕の特徴をもつネットワークは、非常に優れた特性をもっており、複雑系についての問いに関して、部分的ではあるが重要な答えを提示することができる。すなわち、複雑系の複雑性は安定性のために有利に働くのか、それともその逆なのかという問いについての答えである。昨今のフランスでは、「崩壊学《コラプソロジー》」という名のもとに集結した者たちが、産業社会の基幹をなす大規模なシステムの複雑性が増大すると、産業社会は不可避的に消滅するというテーゼを以下のように唱えている。

私たちの文明構造がますますグローバル化して連結し、ロック・イン現象に陥ったことで、内部・外部の小さな混乱に対してきわめて脆弱になったうえに、いまやシステム崩壊の力学に晒されている。［……］この社会は近い将来に崩壊する可能性があるということだ。(6)

その一方で、生態系に限って言えば、そこには回復力《レジリエンス》や頑健性《ロバストネス》と呼ばれる、衝撃に対する並外れた耐性があることが観察されている。この分野の権威によれば、「自然はどうやら、相互連結性（インターコネクティビティ）によって、頑健性を獲得しているらしい」(7)。崩壊論者たちの誤りをどう説明すればいいのだろうか。

事の真相は、スケールフリーのシステム、あるいはスモール・ワールドには、頑健性と脆弱性の両方があるということだ。この相反する二つの用語の共存を説明するのが、ハブという場所である。システム内の結節点にランダムに不調が発生した場合、リンク数の少ない結節点が圧倒的に多くあるために、ハブよりも影響を受ける可能性は高くなる。とはいえ、リンク数の少ない結節点が消滅しても、ネットワークはスモール・ワールドを構成していると想定されるため、ネットワークの全体的な機能には最小限の影響しか及ぼさない。その反面、一つあるいは複数のハブが攻撃されると、システムは突然崩壊してしまう。このようなシステムを慎重に管理するために最初にしておくべきことは、あらかじめハブを特定しておくことである。これはきわめて難しい作業となる。なぜなら、食物網や一般的な生態系では、ハブとなる種が予想外の種であることがまれにあるからだ。つまり、一見すると何の変哲もない種であっても、当該のネットワークを網羅的に記述する労力を費やしてはじめて、ハブとしての性質が明らかになるのである。

ここで挙げた例を見れば、これらの検討が、以下に記す多様なテーマに関わる人々にとって最も重要であることがわかる。すなわち、生物多様性の喪失、遺伝子組換え作物による非遺伝子組換え作物への汚染、バイオやナノといった新しい技術が人間の手に負えなくなるというリスク、テロ攻撃によるインターネットの破壊、電力網の崩壊といった問題である。そしてもちろん、新型コロナウイルスの拡散もそうである。

スーパー・プロパゲーターの重要な役割

現在までに、すべての個人や出来事が新型ウイルスの拡散に同じ役割を果たすわけではないことが十分に明らかとなっている。数十もの調査が行なわれているが、そのうち、二〇二〇年一月二三日から四月二八日までに行なわれた香港での調査によると、感染者の二割が感染拡大の八割に責任を負っており、七割の新規感染者は誰にもウイルスを感染させていないことがわかっている。一人の患者が同じ病院で二週間過ごし、一三八人に感染させた。これを「スーパー・プロパゲーター（スーパー・スプレッダー）」と呼ぶ。中国、韓国、シンガポール、イギリスで実施された調査でも似たような割合が導出されている。フランスのデータもこれらと同様である。

実効再生産数Rが個人間で非常にばらつきがあることを説明する要因については推測するほかない。個人的な要素が影響していることは間違いないが、屋外か閉鎖された場所か、人ごみのなかか否か、宗教行事やスポーツイベントかといった、個人が置かれている状況や参加している行事がより大きな比重を占めているようである。

本章の冒頭で、私は誰もが同じ実効再生産数Rをもっていると仮定した。しかし、これほど誤った考えはない。すなわち、Rの分布は定性的にはスケールフリーを定義する分布と非常に類似しているということである。一方には、多くの感染を引き起こす個人が少数いるが、その数は、正規曲線の形状をしたランダムな分布の数よりもはるかに多い。他方には、ほとんど感染させないか、あるいはまったく感染させない個人が多数いる。しかしながら、実際に観測された分布が冪乗則やパレート則に合致していることを示した研究があるか私は知らない。Rの分布が冪乗則やパレート則に従うとすれば、ウイルスの拡散はスケールフリー・ネットワーク、つまり「スモール・ワールド」のリンクを正確にたどることになる。そうなるのは時間の問題だろう。

この仮説から導き出せる理論的な帰結は、きわめて重要で驚くべきものである。スモール・ワールドでは、臨界点という概念はまったく意味をなさない。人口全体に対する実効再生産数Rの分布がどうであれ、感染症は決して収束しないからである。ロックダウン、マスクの着用、他者とのソーシャル・ディスタンス、接触回数の制限といった通常の対策の結果、ウイルスの循環が弱まったとしても、感染症は際限なく広まり続けるのである。スモール・ワールドという概念は、ここで何が起こっているのかを理解するのに役立つ。すべての個人が空間的に最大限の距離をとっていたとしても、スーパー・プロパゲーターを介することで、互いに近接することになる。このことが、ウイルスに驚異的な感染力を与えることになる(8)。

このような形態は、一つのモデルにすぎないが、実際に起きていることをよく捉えているように思われる。そこからは、悪いニュースと良いニュースというかたちで二つの結論が浮かび上がってくる。

悪いニュースの方は、安全で効果的なワクチンや治療法がないために、収束の見通しの展望がないまま、私たちはウイルスと共存しなければならないというものである。

良いニュースの方は、私たちは少なくとも、スーパー・プロパゲーターを無力化するための行動をとることは可能だということである。[9] これはおそらく、見かけよりもはるかに難しいことである。実のところ、エイズの拡散についても同様の結論が早くから導き出されていた。比較的少数のスーパー・プロパゲーターによる重大な関与は明らかだった。すべてがアメリカで始まったとされ、「ゼロ」と呼ばれた患者がいたが、彼はフランス系カナダ人で、客室乗務員を職業とする同性愛者であり、カポジ肉腫で亡くなるまでに、二五〇〇人もの性的パートナーがいたと推定されている。このようなスーパー・プロパゲーターを限られた資源で優先的に治療するという考えもあったが、容易には乗り越えられないような倫理的問題にすぐさま直面した。すなわち、この方策は乱交する者に恩恵を与えるようなものだったのだ。[10] たとえば、この客室乗務員や次から次へと働く貧しい娼婦のような不道徳と見なされる個人には稀少で高価な薬を与え、束の間の「過ち」を犯しただけの多くの患者たちを見殺しにするのか、という具合だ。しかしながら、そのような方策はとられなかった。前者だけを助けることは、彼らに烙印を押すことにもなるからだ。[11]

コロナウイルスの場合、事情は明らかに大きく異なる。スーパー・プロパゲーターの大半が病気でないことはほぼ間違いないからである。彼らはウイルスを保持しているが健康状態にある。網羅的な検査をしなければ、彼らを特定することはできない。彼らを「無力化」することについても、治療法がない限りは隔離のほかはない。しかしながら、彼らをスーパー・プロパゲーターにしているのは、個人的な特性よりも、その置かれている状況や経験している出来事にあるのではないだろうか。たとえば、フランスではロックダウンの解除後に、運動や行動の自由の回復を祝う大式典が行なわれたことで、国内のさまざまな場所で大勢の人々が集まることとなった。多くの場合、若者もしくは最も若い層の人々がマスクもせずに身を寄せ合って固まっていたが、彼らは意図せずして、国全体をウイルスが最小限の時間で移動するためのスモール・ワールドにすることに貢献してしまったのである。エイズの場合と同様に、政府はこれらのハブを取り締まることが十分にできなかった。同性愛者だけがエイズを拡大させると思い込まれていた時代に彼らに烙印を押すことを避けたように、政府は若者に烙印を押すわけにはいかないと考えたのである。ウイルスは政府のこの躊躇を非常に歓迎しているようである。

第12章　コロナ懐疑主義、四ヶ月を経て

二〇二〇年九月一三日

六日間の休暇から戻ったばかりで、ラジオをつけると、フランス・キュルチュール［フランス公共ラジオのチャンネル］の朝の放送が流れていた。パンデミックについての話題にギヨーム・エルネール[i]が招待したのは……アンドレ・コント＝スポンヴィルであった。アンドレは、四ヶ月前とまったく同じ話を繰り返した［第2章］。公衆衛生の危機的状況が悪い方向へと進行した状況から彼は何も学んで

i　フランスのジャーナリスト、社会学者。二〇一五年よりフランス・キュルチュールの朝の放送を担当。

いなかった。予見可能だったことが起こった。封じ込めの緩和政策をうまく制御できなかったことで生じた緩みが、深刻な感染の再拡大を引き起こしたのだ。R係数（新規の感染者によって引き起こされる感染者の平均人数）は明らかに一を上回っている。これは、以前よりいっそう激しい連鎖反応が再び起こることを意味する。一日の新規患者は日を追うごとに増加しているが、死亡者数はさしあたり増加傾向にない。これも予想されていたことである。すなわち、最も若い層の人々が、断然注意を払わなかったのである。彼らは、自分たちにとって感染症はリスクが低い、それもきわめて低いということ、そして自分たちがウイルスに感染したとしても症状がほとんどない、あるいはまったくないということを知っていたのである。同時に、自らも感染させうること、そしてこのウイルスを両親または祖父母にうつし、感染の連鎖を拡大させるうることも彼らは知っていた——あるいは知っているはずだった。入院数、次いで集中治療室へのアクセス、そして死亡数が順番に増加するだろうことについてもそうだ。国際情勢においてもこのプロセスは確認された。粗雑な風刺画の様相を呈していたブラジルとアメリカのほか、模範的なケースだったのはスペインである。スペインは、ロックダウンを見事に成功させたが、早期の制限の解除を目指したがゆえに、あまりにも拙速にそれを進めてしまい、一日あたりの新規感染者増加数の世界記録を更新するまでに至っている。スペインにおけるこの状況は、それ自体が今回の危機の厳しい真実を示している。すなわち、経済を救うためには、ウイルスとの闘いを優先しなければならないということである。「剝き出しの」生、ありのままの生を保存することは、優れている、あるいは本来的だと見なされる唯一の生を保存するための必要不可欠な条件である。このことは、それほど入念な研究がなくとも理解できるはずである。

しかしそれにも動じず、ACSは次のように述べる。「最近、ある医師が私に話してくれたのですが、八二歳だった平均死亡年齢が、八四歳にまで達したようです。この年齢で死ぬことは、二〇歳や三〇歳で死ぬよりも悲しいことではないことは認められるでしょう」。

少し調べれば、彼が普段からこのような発言をしていることはすぐにわかるのだが［第2章］、そうした発言の粗雑な間違いに私が気づくのはこのときはじめてだった。それは私にとって得がたい教訓である。私たちは警告を受けることで、警戒することができる。馬鹿げた間違い――フェイクニュース――は常に存在し、最初は見過ごされるが、繰り返し取り上げられたり解説されたりするにしたがって、既知の事実の一部になっていくからだ。

われらが哲学者［ACS］、そしておそらくほかの多くの人々が犯した間違いは、確率変数の平均値と中央値を混同したことである。彼が念頭に置いているのは、俗に「ベルカーブ」と呼ばれるカーブを特徴とする、いわゆる「正規の」ケースであることは明らかだ。確率分布が完全に対称的であるため、平均値は母集団を二つの等しい部分に分割する中央値と一致する。

しかし、致死率は年齢とともに段々と、また急激に増加するため、パンデミックによる死亡年齢の分布はこうした対称的な図表にまったく従わない。ここにこそまさにこのウイルスに独自の特徴がある。[1] その結果、死亡年齢の中央値は平均値よりも高くなる。[2] 死亡年齢の中央値は確かに約八四歳だが、平均死亡年齢は約七四歳であり、フランスにおける平均寿命よりも大幅に低くなっている。死亡年齢の中央値と平均値とのあいだの大きな隔たりが示しているのは、高齢者に死者がきわめて集中しているということにすぎない。しかしそれは、最も若い層の人々がコロナウイルスで死ぬことはないことを意味するものではない。二〇二〇年三月一日から八月末まで、死亡者の二五％は四五〜七五歳のグループであった。

パリやイル＝ド＝フランス地域圏〔パリを中心とした地域圏〕など最も被害が及んだ地域では、二つの値の差はより大きくなる。九月初旬には、集中治療室に入れられた患者の平均年齢は六〇歳である。もちろん、全員が死ぬわけではない。しかしここで留意すべきは、この大災害の悲劇的な結末は死に限るものではないということである。集中治療室を経て生き残った人の多くは、肺、心臓血管系、脳に悪影響を及ぼす重度の病に冒される。それらの症状は、彼らが理屈の上では治ったとされ退院して、しばらく経ってから突発的に再発することもある。慢性的な倦怠感や執拗なまでに長引く呼吸障害など、日常生活に大きな支障をきたしうる症状は、医療専門家に十分に把握されておらず、またほとんど認知されていない。体内にウイルスがなくなってもこれらの症状は残るため、患者が自分のことを想像上の被害者ではないと抗弁することは難しい。ただし、こうした症状は目新しいものではない。これは、エイズなどのいわゆる自己免疫疾患を相手にする際にも生じる。ここでの攻撃者はウイルスではなく免疫システムであり、自己と非自己を区別する機能を果たすことが不可能となり、前者を後者の攻撃からよりよく防御することができなくなる。医療専門家は、COVID-19がこのカテゴリーに属することを認めておらず、「急性過炎症反応」や「不均衡な炎症反応」などの婉曲表現に頼ろうとしている。いずれにせよこのウイルスは、人を死に至らせるだけでなく、人生を台無しにする可能性をもっている。

通念——すなわち周囲で支配的な考え——は、統計がすべてを語ることができる、と肯定するところにその本質がある。それは、確率変数の平均値と中央値の違いなど、本質的な違いを無視する場合にのみ正しい。もちろん、これらの言葉の意味を知らなくても恥ずべきことは何もない(3)。しかし、有名な哲学者の言葉を借りるならば、語りえないものについては沈黙した方が賢明だろう。

翌日のことである。私が郵便配達人から受け取ったのは、ACSの献辞入りの最新の著作『モンテーニュ愛好辞典』(4)である。いくつかの見出し語を読むと、彼が得意としているのはこのような分野なのだということがわかる。見出し語「知識」の項目で、彼はモンテーニュの次の言葉を引用している。モンテーニュの言葉によれば、「子ども時代に学問の上面だけを味わい、その全体の漠然とした顔立ちしか覚えていない。つまり、フランス風というか、いろいろなことを少しずつかじってはいるが、完全には［深くは］何一つ知らない」(5)。ACSは以下のようにコメントする。「私自身も彼と同じように自覚しているので、これらの最後の言葉により私は心が安らぎ、感動する。モンテーニュは私ほど、そうしたこと〔知識の不十分さ〕で自分を咎めたりしない。彼の言うことはもっともだ。彼が試したいのは自らの知識ではなく、自らの見解なのだ」[6]。なるほどそうかもしれない。しかしＡＣＳに対して私の批判が問題にしているのは、知識の不足ではなく、概念の混同である。それは科学ではなく哲学と呼ばれている、さまざまな概念の扱い方である。モンテーニュに劣らずパスカルを称賛するＡＣＳも、このことには同意せざるをえないだろう。

第13章　問われる破局論[1]

この日記を書いているあいだ、私の「賢明な破局論」が、このパンデミックで問題となっていることをより理解するのにどのように役立つのかについて講演するように何度か招かれた。私は、まさに本書第4章で、なぜこの議論が今回のような事態には適していないと判断しているかを説明した。もちろん破局論は、私たちが、来るべき破局についてもっている知を確信へと転換できないことを明らかにするものである。だが、コロナ禍は、未来に起こりうる破局ではなく、私たちはすでに完全にそこへと浸っているのだ。

ただし、考えをめぐらせてみると、パンデミック以前、私がまだブラジルにいた頃に書いた破局論に関するテクストをこの日記に掲載することは、少なくとも以下の三つの理由から有益だと思われる。第一に、多くの人々が指摘しているように、ウイルスという目に見えない敵と人類が闘っているからといって、「以前の世界」において私たちの未来にのしかかっていた脅威が消えたわけではない。私がこの二〇年のあいだに取り組んで来た脅威のなかで最も深刻だと思われるのは、気候変動と核戦争である。第二は、私の仕事の形而上学的側面に関わるものだが、賢明な破局論は、破局に先立つ時間についての考えに基づいている。この考えによれば、未来は、運命ではないにせよ、きわめて特殊な意味で「必要」なものとなる。二〇〇〇年の詭弁がそのような時間性に関わっていることを思い起こしていただきたい［第5章］。このように、この日記と私の以前の仕事とのあいだには、私が想像していなかったような深いつながりがある。第三の理由――これがおそらく最も重要なことである――は、以下の記述によって、これまで私がうまく説明できなかった破局論のある側面が浮き彫りになることだ。それは、幸運の約束に関するものである。

1．私がさまざまなメディアで行なってきた崩壊論者たちへのかなり徹底した批判は、彼らに驚きだけでなく衝撃も与えたようだ。私は、少なくとも彼らと同じくらいの「破局論者」だと思われていたためだ。彼らは私を肯定的に引用してはいなかっただろうか。それにもかかわらず、本書で私は彼らに異議を唱え、彼らは自分たちが守ろうとしている大義を貶めていると批判し、彼らから距離をとっている。(2) 実のところ、私はかなり以前に、ある論文で、私が「幸福な盲人たち」「おめでたい楽観主義者たち」と呼ぶ者たちに同じくらい手厳しい批判を行ない、自分の主張のバランスをとろうとしてきた。彼らは、その攻撃的な反破局主義という態度ゆえに、私たちが自滅へと至る行程から抜け出せなくなっているという明白な事実を否定していたためだ。私は彼らの本を読んだのだが、読み終えたときには愕然とした気持ちだった。その大部分は、書名や著者名を引いて彼らに名誉を与えてしまうことがはばかれるほどの駄作だった。(3) 一体、破局論を批判するためには、無知で不誠実で愚かであることが必要なのだろうか。エコロジーに対する憎悪は、ほかの分野では評価された著作を書いたことのある著者たちに批判的な感覚や職業倫理をそっくり失わせるほどに有害なものなのだろうか。

ただし、破局論への批判は、すべてが似通ったものだというわけではないことはすぐさま付け加えておこう。それらのうちで最も強固な批判は、私のように、最も要求度の高い次元で合理性の規範に依拠しながらひどい現実を正視し続けようとする人々に対して深刻な挑戦を投げかけるものだ。(4)

崩壊論者と反破局論者のあいだには、合わせ鏡のような作用が形成されている。あたかも崩壊論は、破局論に対する最も徹底的な批判が正しいものであることを示しているかのようだ。もし崩壊論の主張が存在しなかったならば、反破局論者たちがそれを作り出していただろう。反破局論者がより火を燃えあがらせるために作った藁人形が現実のものとなるということだ。しかし、いつものように、両極端のものには接点が現れる。少なくとも、三つの接点があると思われる。第一に、いずれの側も、破局論には一つの形態しかないと考える傾向がある。つまりそれを崩壊論の何らかの亜種にすぎない、と見なす。崩壊論者の立場からすればこれは驚くには当たらない。しかし、批判者の側についても同様だ。まるで合理的な、あるいは「賢明な」破局論など存在しえないかのようだ。

第二の接点は、いずれの側も、今日の不幸の預言者の逆説的な役割について考えることができないことである。彼らは皆、破局論の創設者であるドイツ人のハンス・ヨナスとギュンター・アンダースの次のような引用文に注目してきた。

ハンス・ヨナス「不幸な預言が下されるのは、その的中を防止するためである。後になって、事態がさほどひどくはならなかったと言って、事前に警鐘を鳴らした人々をあざけるのは、不当さの極まりと言えるだろう。あざけりの的になったものこそ、人々に貢献しているのかもしれない[5]」

ギュンター・アンダース「われわれが古典的なユダヤ・キリスト教的な黙示録記者と違うのは、(ユダヤ・キリスト教的な黙示録記者が待望していた)終末をわれわれは恐れているからだけでなく、何よりも、われわれのアポカリプスに関する情熱がめざしているものが、アポカリプスを阻止することにほかならないからである。われわれが黙示録記者だと言うのは、われわれの主張が間違っていることを願っているからこその話である。すなわち毎日、新たに笑いものになることを喜んでいるからこそなのだ[6]」。

いずれの側も、この哲学に言及してはいるが、尊重してはいない。この哲学に照らし合わせてみると、崩壊論者たちはアポカリプスが確実であると見なしつつも、それを防ぐために何もしないことによって「崩壊」を避ける闘いを放棄したと言えるだろう。破局論に対する批判者たちの方は、予告された破局に直面した際に良心を呼び覚まそうとする者〔不幸の預言者〕が背負う悲劇がどのようなものなのか理解していないことがあまりにも多い。もし預言者が自分の預言が有効なものであることを望み、また自分の発言によってその不幸が起こらないようにしたいのならば、彼は偽預言者にならなければならない、(7)というのがその悲劇である。つまり、彼は、現実には起きることがない、しかもその原因が自分の発言そのものであるとわかっている未来を公然と予告しなければならないのだ(8)。

最後の接点だが、崩壊的な破局論者はわれわれがこの歩みを阻止する可能性を排除することで、自己満足した盲人たちはこの歩みから目を背けさせることで、両者とも奈落への歩みを加速させている。

2．それでは、ヨナスとアンダースが勧めたような預言の含意をどのように分析すればよいだろうか。

起こりうる悲惨な未来を予告することで人々の行動を変え、その未来が実現しないようにすること自体は、何らかの特定の論理的ないし形而上学的問題を引き起こすわけではないことに注意しよう。それは、防止（prévention）という例がいくつも示すとおりである。いまでは有名となった予防

（précaution）という原則をここに付け加えることができる。[i] 防止は、それが公的な発言として表明されるとき、未来がどうなるかを告げるのではなく、もしその主体となる人々が行動を変えないならばどうなっていたかを知らせるにすぎない。防止には、預言者を演じるどんな召命もない。

それでは、何が預言者を預言者たらしめるのだろうか？　それは彼が、ただ一つそうなるであろう未来、ラテン語や英語の意味において「アクチュアル」だと呼びうる、「われわれの」未来を告げる者であるということだ。それゆえ、ハンス・ヨナス(9)における預言は、紀元前八世紀の聖書の預言者であるヨナの物語が見事に示したように、見たところ克服しがたい問題を提起する。

主の言葉がアミタイの子ヨナに臨んだ。「さあ、大いなる都ニネベに行ってこれに呼びかけよ。彼らの悪は私の前に届いている」。しかしヨナは主から逃れようとタルシシュに向かって出発した。[ii]

神はヨナに主の前で罪を犯したニネベの滅亡を預言するように求めた。だが彼は預言者としての務めを果たさずに逃亡したのだ。なぜか？　この段階では、疑問は解けない。物語の続きは周知のとおりだ。ヨナはタルシシュ（ジブラルタル海峡）へと向かう外国船へ乗り込み、罰として大嵐に遭い、くじ引きによって罪が明らかになり、ヤハウェの怒りを鎮めるために自らの願いで船員に自分の身を海へと投げ出させ、彼を飲み込んだ慈悲深い大きな魚によって三日三晩過ぎてようやく乾いた陸地に吐き出される。しかし、私たちはその物語の結末を思い出せるだろうか。結末においてようやく、なぜヨナが神に背いたのかが理解できる。つまり、ヨナは、有効な預言者として、預言をすれば何が起こっていたかを予見していたのだ。起こっていただろうこと、それはいま起きていることだ。ヤハウェが二度目にニネベの陥落を預言するようヨナに命じたとき、今度はヨナはそれに従わないことの代償を理解し、彼はそれに従った。するとニネベ人は悔い改め、回心し、神は彼らを赦した。彼らの街は救われることになる。しかし、そのことはヨナにとっては苦い失敗であり、大いに「不満」を抱いた、とテキストはわれわれに伝えている。[iii]

このタイプの預言は、自己成就型の預言という表現に倣って、[iv]自己無効型の預言と呼ぶことができるだろう。

伝統的な預言者、たとえば聖書のほかの預言者は、その預言の性質がどのようなものであっても、

---

i　予防原則については、第10章訳注viiを参照。

ii　「ヨナ書」一章一－二節。

iii　神は自分にニネベの滅亡を預言するよう求め、ヨナはそれに従ったが、のちにその内容が撤回され、神の言葉が成就しないことになったからである。

iv　社会学者ロバート・K・マートンの「預言の自己成就（self-fulfiling prophecy）」を下敷きにしていると思われる。マートンにおいては、個人のレベルであれ社会のレベルであれ、自分が受験に失敗するかもしれない、銀行が破産するかもしれないといった、たとえ虚偽の内容であったとしても、今後の事態について何らかの言明があった場合、それを信じ行動してしまった人によって、その事態が実現してしまうこと。つまり、はじめに自分が預言したことがもとになって、それを結果的に実現してしまうことを意味する。

公の人物であり、注目を浴び、威光を与えられて、誰もが彼の言葉に大きな注意を払い、その言葉は真実であると見なされる。これは、神が聞かれてはならないと宣告したトロイのラオコーンやその妹のカサンドラとは正反対である。真の預言者であろうとするならば、未来を予告する際に、自分の言葉が人々の行動に与える影響を考慮しなければならない。彼は、聴衆が反応することで、問題となっている未来が共同でもたらされるように、とにかくその実現が妨げられないようにして、未来を予告しなければならない。これは、数学、論理学、形而上学で言われる固定点の探求である。この種の固定点は、（ライプニッツにおける神のように）外部から与えられるものではなく[10]、預言者と彼が訴えかける人々とのあいだにある関係のシステムによって創発されるものである。私はこの種の固定点を言い表すのに、「内発的固定点」という表現を提案したことがある[11]。

言い換えれば、預言者は、固定された未来、つまり行為者の行動には左右されない未来、要するに運命としての未来を予告するふりをして、実際には、彼は聴衆の反応を考慮に入れて、ある未来を固定している。それは、一度予告されると、行為者の反応によって生み出されることになる未来だ。この方法は、行為者たちがこのような図式に参与していることを知らずにいるためにより巧みに機能する。彼らは、預言者の言葉が、未来がどうなるかを伝えていると見なす。預言者自らが固定点を定めていた場合、その未来が現在となったときに、彼らを裏切ることはないだろう。さらに、この未来が、良いものであれ、災いを避けるためのものであれ、預言者がその到来を望んでいたものなのだとすれば、誰が預言者を疑うことなど考えるだろうか。彼は、正しい方向に進むために形而上学的な迂回に頼ったということだ。

預言者は、自己成就型の預言の論理に基づいている。それゆえ、不幸の預言者が引き受けなければならない挑戦は、その特異性に表れる。つまり、性質としては自己無効型の預言の問題を、自己成就型の預言というかたちで解決しなければならないのだ。これは、私が「賢明な破局論」についての著作で自らに課した目標だが、この点において、私はヨナスやアンダースから距離をとっていた。彼らは自己無効型の預言の段階にとどまっていた。自己無効型の預言は、預言者を滑稽な存在にするが、人々の命を守ったことで誇りを抱かせもする。私はいつもヨナスに結びつけて考えられがちであるため、この本質的な点を人々に理解してもらうことに失敗してきた。そのことはいまも残念に思う。

3．ここまでは、孤立した預言者のケースを考えてきた。つまり、預言者が、自分が運命を語る集団の外部にいながら、その集団の未来も含めて、その集団のことについてすべてを知ることができるくらい近くにいるようなケースである。これはいささかルソーの言う「立法者」に近い。[v] こうした立場

v 『社会契約論』においてルソーは、「立法者」を、人民に対してその国の根本法を教えることができるが、自分自身は君主でも人民でもなく主権者に属さない存在として描いている。

には、はるかに民主的なバージョンがある。そこでは集団自体、あるいは少なくともその代表者たちが、自分たち自身に対して預言者の立場をとる。この場合には、未来を占うこと（運命論のようにあたかも未来が星々に刻まれているとする立場）と、未来を目標として設定すること（主意主義）は、互いに矛盾してはいるが、一致もする。皆が未来は現在の行動に因果的に従っていると知っているとしても、[12]この未来がひとたび決められると、誰もがこの未来を固定された、触れてはならない目印、言い換えるなら現在の行動から独立したものだと考えてしまい、そのため、この未来を運命だとはしないまでも、必然と見なすのだと言うことができる。[13]それは、彼らが自分たち自身に与えているものであるからこそ、皆が承諾する慣習[14]〔convention〕なのだ。[15]

孤立した個人による預言のケースと同様に、この慣習もどのような内容のものでもいいわけではないことは明らかだろう。この慣習が「しっかりしている」、つまり観測に耐えうるのは、それが「ループする〔ça boucle〕」場合のみである。つまり、予告された未来に対する反応が、未来の因果的な実現を妨げてはならない。言い換えれば、この慣習が、内発的な固定点となっていなければならないということだ。それについてのポジティブなケースとして、私はフランスの五ヶ年計画[16]を例に挙げた。そのモットーは次のようなものだった。すなわち、協議と検討を通じて、それが実現した光景を見たいと思わせるほど十分魅力的で、それがやって来ると考えるのにいくつもの理由を見出せるほど十分信頼できるような未来のイメージを描くことだ。ここでは、ループを閉じる〔bouclage〕という条件が不可欠である。さもなければどんなユートピアでも構わないということになってしまうだろう。

私が不幸の預言の逆説的な論理の問題を再び提起したのはこのような問題構成に基づいてのことである。預言者が偽預言者として現れることなく、彼の予告が引き起こす行動によって破局を免れることに成功するような預言の方法は存在するだろうか？　果たして、自己無効型の預言と自己成就型の預言を重ね合わせることはできるだろうか？

すでに見てきたように、未来に対する二つの正反対の預言の関係が、重大な破局の蓋然性〔probabilité〕を高めることになる。一つにはおめでたい楽観主義者のものである。彼らは、人類は常に最悪の状況から抜け出してきたのだからという原理を持ち出し、人々がどう振る舞おうと、いずれにせよ物事がうまく解決するだろうと考える。そしてもう一つは終末が必至だとする破局主義者、つまり崩壊論者のものだ。彼らは「崩壊〔effondrement〕」と彼らが呼ぶものが確実に起こるのだと予告する。後者のケースは預言の方向に沿ったものであり、前者のケースは逆向きだが、どちらの場合も、行為者たちの士気を奪うことで、〔崩壊の〕蓋然的な性格を高めることに寄与している。

この二重の袋小路について、第二次世界大戦末期のドイツの哲学者カール・ヤスパース以上に語った者はいない。

切迫した戦争が確実と思い込む者は、まさしくこの確信ゆえに、戦争の発生に協力しているのである。平和が確実と思う者はのんきになり、図らずもわれわれを戦争に追い込んでいるのである。危機を熟視し、片時も忘れぬ者のみが合理的な行動をとり、かくして危機を払いのけうる。(17)

破局がまさに起ころうとしていると預言することは、破局の到来に寄与することになる。おめでたい楽観主義者たちのように、破局について触れずにいたり、その甚大さを過小評価したりしていることも、同様の帰結をもたらす。必要なのは、次の二つのやり方を組み合わせることだろう。すなわち、破局の生起──抑止力の代わりを務めるように──と、非生起──希望を残すために──を重ね合わせて必然的な未来を予告することだ。量子力学では、このような「重ね合わせ」[vi]は、不確定性（ドイツ語ではUnbestimmtheit）の印となっている。私はここで、あまりに問題を引き起こしかねないアナロジーを求めたいわけではないが、このような未来を特徴づける根本的な不確かさを示すためにこの用語を用いることを提案した。「重ね合わせ」は蓋然性で表せるものではない。蓋然性は離接（disjonctions）を前提とするが、必然的な未来は合接（conjonctions）しか知らないからだ。[vii] ただし、破局に割り当てられた「重み」は、可能なかぎり小さく、世界規模の核戦争ほどの重大な破局のケースでは、儚いほど無限小のものとならなければならない。不幸の預言は、この無限小を別とするならば、自らのプログラムを成就したことになるだろう。(18)

4．この説明の締めくくりに提起したい問いは、最も問題を孕んでいる。この問いを探究することはさまざまな挑戦を必要とするだけに、それに取り組んでいるのが私一人ではないことは幸いなことだ。その問いとは、「必然的であると同時に不確定な未来をどのように考えることができるか？」だ。[19]

不確定性を現実化する諸状態の「重ね合わせ」を知るには、複数の方法がある。ここでは、私の過去の仕事のなかから、二種類の例を引いてくることにとどめよう。

a　「ニアミス」（または「ニアヒット」）という概念は核の戦略家にはお馴染みのものだ。冷戦の最中には何十回も、その後にでさえ、われわれは核戦争の勃発が「間一髪」だったことを経験している。これは、核抑止が信頼できるいうことなのか、それとも失敗だったということなのか。どちらの答えも同時に正しい。ケネディおよびジョンソン大統領のもとで国防長官を務めたロバート・マクナマラ

---

vi　量子力学において、二つまたはそれ以上の状態を同時に表すこと。このとき、観察するまでは状態が確定しえない。

vii　「離接」「合接」とも論理学の用語で、「離接」は二つないしそれ以上の命題が「または（or）」で結ばれること。ただし、複数の命題のうちの一つのみが成り立つのではなく、少なくとも一つが成り立つことを指す（両方成り立ってもよい）。「選言」「論理和」とも呼ばれる。「合接」の方は、二つないしそれ以上の命題が「かつ（and）」で結ばれること。「連言」「論理積」とも呼ばれる。

は、核抑止力には効果がないと結論づけた。このことについて彼は、「運が良かった（We lucked out）」と、筋金入りの隠語のような表現を使っている。だが、この結論は性急すぎはしないか。逆に、こう言うことはできないだろうか。この核という虎――この一連の起こらなかったアポカリプス――への継続的な接近こそが、われわれが、慣れ、自己満足、無関心、シニシズム、愚かさ、さらに、最悪の事態は免れるはずだという能天気な思考の危険に陥らないようにしてきたのではないだろうか。ブラックホールから近すぎず遠すぎず、あるいは深淵に近いと同時に遠くにいることこそが、冷戦から引き出しうる教訓のように思われる。

ここで内発的な固定点となるのは、起こらなかったものの間一髪で起こるところだったアポカリプスである。二〇〇九年五月三一日、リオデジャネイロとパリを毎日結ぶエールフランスのＡＦ４４７便が海で消息を絶った日の前日にブラジルの私の娘が搭乗していたという事実に私はいまだに心を揺さぶられている〔第1章、第10章〕。だがもし彼女が墜落の一週間前、一ヶ月前、一年前にその便に乗っていたのだとしたら、私の遡及的な恐怖感は同じだっただろうか？〔今日は〕破局は起こらなかったというそのことが毎日起きている。そうでなければ航空業界は終わってしまうだろう。それとニアミスはまったく別のことだ。破局の不在の根底には、破局そのもののイメージがある。その全体が、存在－不在と呼ぶことができるものを構成しているのだ。

b　フィリップ・K・ディックの小説『マイノリティ・リポート』は、ヴォルテールの『ザディーグ』に含まれたアイデアを発展させたもので、そこで考察されているパラドクスを分かりやすく示している。今日世界のさまざまな都市で実施されているように、未来の警察は、ある地域で今後起こるあらゆる犯罪を予測する予測警察[20]と呼ばれるものと同じように描かれている。警察は時には寸前で介入して犯行を阻止し、犯人にこう言わせる。「でも、おれは何もやってない！」すると警察はこう答える。「でも、やろうとしていたじゃないか」。ほかの警察官よりも形而上学的な思考を有する警察官はこう言った。「もしそれが起こるのを防いだのなら、未来でなくなるだろう！」と。しかし、ここで強調しておきたいのは、その小説のタイトルだ。「少数意見〔Minority Report〕」とは、世界中で多くの重要な機関で採用されている慣行のことだ。たとえばアメリカの最高裁判所やフランスの国務院などで全会一致ではない判断が下される際には、多数派の意見——当然に裁判所や評議会の判断となるものだ——に加えて、少数派の意見も併記される。ディックの小説では、預言はプリコグ（Pre-cognition の略）と呼ばれる三人のパルカたち[viii]によって行なわれる。三とは非常に興味深い数字だ。というのは三人のパルカたちの見解が一致するか、あるいは二対一になるかのどちらかだからだ。少数派がいる場合、それは一つの要素にほかならない。その意見は、下された判断の補足として現れ、そ

viii　パルカはローマ神話の運命の女神たちを指す。

の一部を構成しながら、それに反論している。[21] パスカルが書いたように、「それぞれの真理の行きつくところ、それに加えて、反対の真理を思い出さなければならない[22]」。

これこそ、予期されてはいるが、その日付が知られていない破局に直面した際の預言にふさわしいものだろう。不幸は、幸福の予告のなかで透けたかたちでのみ現れるべきものである。ここでの幸福とは不幸を避けることにある。「含み抑える〔contenir〕」という動詞を、「押しとどめる」と「自分のなかに保つ」という二重の意味で捉えるならば、幸福とは、その反対物〔不幸〕でありつつ、不幸を含み抑えていることであるとも言えるだろう。

二〇二〇年一二月一五日

あとがき——否認の罠

途中で終わる日記、それは結末を欠いた映画のようだ。抗議する人もいるだろうし、筋書きがどう終わるのか知りたがる人もいるだろうし、映写技師や自分よりも先にそのＤＶＤを借りた人に文句をいう人もいるだろう。というのも、結末こそ、そこに至る物語に意味を与えるものだからだ。日記の結末は必然的に、結末のない展開のなかに恣意的に置かれた切断となる。目下の場合、結末は結論にほかならない。ここで何か結論づけることがあるとすれば、集合的な意味でのわれわれは、まだそこまでの高みには達していないと述べるほかあるまい。

あたかも経済が、人間がともに存在するための一つの仕方、最も繊細でも栄光に満ちたものでもない、人間が共生する一つの方法にすぎないことを否定するかのようにして、人間の命よりも経済を優先するのか。あたかも人間が存在しないかのように経済を救うことはできるのだろうか。なんという告白だろう。資本主義は、経済というこの儚きものを、ひとりでに機能するような巨大な機械に変容させたのだ。資本主義は、たとえ大衆の愚鈍化を利用するとしても、うまく機能するためには個々人が比較的健康であることを必要とする。パンデミックを生き残ったとしても、かろうじて呼吸できるだけの者、無気力症に苛まれている者、深く考えることができなくなった者はたいした役には立たない。なんの役にも立たないのだ。繰り返すが、病院では近代経済学を再始動させられない。墓場ではなおのことそうである。

最悪の事態は避けることはできたし、いまもなお避けることができる。必要だったのは、誰もが待望していたような、より賢明でより責任感のある政府を人々がもつかどうかではない。そうではなく彼ら自身がそうなること、つまりより賢明でより責任感をもつことである。理解しなければならないのは、このウイルスは、あなたが自分の身を守るためには、まず他者があなたを守る必要があるというかたちでできているということだ。自分自身のことよりもまず他者のことを考えるように命ずるという意味で、このウイルスは道徳的なものなのだ。そして私たちはその教えを顧みはしなかった。

たとえば、大西洋の対岸では、賢明な世論はこのパンデミックを「恐るべきもの」だと捉えていたが、これに対し、インフルエンザもどきとかさざ波といった表現を用いてパンデミックを深刻に受け止める人々を嘲笑した者――自分のことだとわかるだろう――は恥を知るべきだ。神であれ〈大いなる全体者〉であれ、彼らが許されんことを。彼らは自分たちが何を語っているかわかっていないのである。そして彼らは、自分たちの無責任な批判を通じて、私たちがいまいるこのカオスに貢献しているのである。

パンデミックをまったく管理できなかった国々、パンデミックを統御できずに拡大していくのをみすみす見過ごしていた国々――とりわけ私の二つの参照軸であるアメリカ合衆国とブラジル――においては、権力は科学を愚弄し、災害の甚大さを過小評価するものであることが明らかとなった。彼らはパニックを避けようとしたのだと言う向きもあるだろうが、よりありきたりに言えば、彼らは選挙での再選のことを考えていたわけだ。フランスでは、懐疑的な知識人たちが、保健当局や政府がどちらも劣化したとして、逆向きの非難の声を上げた。彼らに言わせれば、当局は、「生権力」をより定着させるために、終末論的な発表を通じてパニックを引き起こしたということになる。

自由と平等という美しい理想は品位を汚されてしまった。自由とは、それが全体の不幸につながる場合には、したいことを何でもすることではない。平等とは、ケーキに毒が入っているときにそれを等しく分配することではない。

博愛の方は、われらの共和国の標語のなかでも最も定義が難しい語だが、これも踏みにじられてしまった。あぁ、最初のロックダウンのさなか介護に携わる人々へと毎晩捧げられた賛辞はなんと美しかったことか！　毎日一〇分間、その人たちの名前はわからなくても、その献身を讃えるために晩餐や祭典があったが、これは私たちにとっての慰めにもなった。ではなぜ私たちは、ロックダウンが解除された夏の数ヶ月、彼らのことを完全に忘れてしまったのだろうか。全体的な気の緩みが第二波の準備となることはわかっていたはずだ。大量の患者の手当てで疲弊した緊急治療の看護師たちはすべてを語っていた。「私たちは誰も体験したことのないコロナを体験しています。私たちが求めているのは、拍手してもらったり、無償の食事をもらったりすることではありません。人々が外出禁止を守ってくれることです(1)」。

あぁ、勇敢な人々は、自分たちは死を恐れていないとか、恐れとは伝統的な統治方法にほかならないとか言い募る。われわれが恐れを抱いていたこと、そのことが一時期われわれを互いに結びつけていたことを誰が否定しえようか。これもまた博愛である。つまり、互いをいつかは例外なく死を迎える兄弟姉妹だと見なすことだ。こうした絆よりも強いものがあるだろうか。「おれたちの死後を生きてゆく人たち、わが兄弟よ／おれたちに心つめたく閉ざさないでくれよな／もしおれたちを哀れに思ってくれたら／神様だってあんたたちにずっと早くお慈悲を下さるだろう[i]」。

いや、われわれはこのような過去の高みにまったく到達してはいなかった。われわれが人民として皆で考えうること、なしうることについて同様である。われわれがよりましになることを願いつつ、こう書き残しておきたい。

i　フランソワ・ヴィヨン「絞首罪人のバラード」天沢退二郎訳、『世界の詩1　フランソワ・ヴィヨン』思潮社、一九八一年、三三頁。

謝辞

私はユーグ・ジャロンに厚く感謝を申し上げたい。馴染み深い彼の家に私を迎え入れ、本書の草稿を仔細に読み直し、私の逆上した部分や大仰な表現を取り除いてくれた。本書の内容を完璧に表した書名と副題も彼のおかげである。

ここ数ヶ月のロックダウンとその解除のあいだに、私は近しい人々、それなりに近しい人々の助けを得た。とりわけ、マルク・アンスパック、ラファエル・ブルゴワ、モニク・カント＝スペルベル、ブノワ・シャントル、アンドレ・コント＝スポンヴィル、ジャン＝ミシェル・ジアン、ジャン＝バティスト・デュピュイ、アレクシス・フィートチャック、ジャン＝リュック・ジリボーヌ、アレクセイ・グリンボーム、シンシア・ハートレー、クリスティアン・エロー、カトリーヌおよびラファエル・ラレール、トン・リュー、オリヴィエ・モンジャン、ウォルフガング・パラヴェール、ジャン・プチト、ディディエ・ラシネ、アントワーヌ・ルヴェルション、アレクサンドル・リガル、カミーユ・リキエ、リュシアン・スキュブラ、ローラ・スピニー、ソフィー・タルノー、セドリック・テルジ、ベアトリス・ド・トレド・デュピュイ、フランシス・ヴォルフ、ティン・ゼンには、心からの感謝を申し上げたい。

訳者解題

フランスの哲学者ジャン＝ピエール・デュピュイは、『ありえないことが現実になるとき』や『ツナミの小形而上学』などの著作によって、世界に壊滅的な被害をもたらしかねない「破局／カタストロフ」に関して鋭い思考を提示した哲学者として知られている。本書は、そのデュピュイが全世界をまさしく破局的な状況に陥れたCOVID-19をめぐっていくつかの媒体で発表していた論考を日記風に集め直したものである。本書の原題は『カタストロフか生か——パンデミックについての断想《パンセ》』である。冒頭で引かれているように、パスカルの『パンセ』が念頭に置かれていることは間違いない。ただ、邦訳に際しては内容がいっそう明確に伝わるように副題を「コロナ懐疑主義批判」とした。

著者デュピュイについては、すでに日本でも多くの紹介がなされているため、細部についてはそちらを参照いただきたい。(1) フランス現代思想の哲学者の多くが高等師範学校出身であるのに対し、デュピュイは理系エリート養成校として知られるエコール・ポリテクニーク（理工科学校）の出身で、本書でも幾度か強調されるように、フランスでは数少ない理数系の素養をもつ哲学者である（とはいえ本書でのヴィヨン、モンテーニュ、パスカルへの言及が示すように、フランスの人文知についての知識もきわめて豊富だ）。学際的・領域横断的な研究経歴をもち、本書にも登場するイヴァン・イリッチとの共同研究から出発した経済学的な研究、理工科学校附属の「応用認識論センター（CREA）」における自然科学者や情報科学者と共同でなされたサイバネティクスや組織化をめぐる科学哲学研究、[2]ルネ・ジラールの「犠牲」概念を軸にした政治哲学研究など、[3]さまざまな分野で哲学的な思索を展開してきた。二〇〇〇年代からはとりわけ「カタストロフ」概念に焦点を当てた哲学的な考察に取り組んでいる。[4]ただし、その過程でも経済や科学哲学に関する研究は継続しており、なかでも『経済の未来』[5]および『聖なるものの刻印』[6]は、本書とも重なる議論が見られる。

＊＊＊

コロナ禍は私たちに哲学的と言っていいような本質的な問いを突きつけた。感染症とは何なのか。私たちはどのように振る舞うことが適切なのか。感染症がもたらした「死」をどのように理解すべきか。あるいは逆に「生」とは何か。多くの患者が病院に運ばれ、医療崩壊を招きかねないほどに溢れたとき、治療対象者をどのように「選別」すべきか。そもそも「選別」すべきなのか……。

実際、今般のコロナ禍をめぐっては、医学、公衆衛生学、さらに経済学などの観点からはもとより、哲学・倫理学からも多くの考察がなされてきた。本書の位置づけを見るためにも、哲学・倫理学からの重要な著作を概観しておきたい。網羅的には紹介しきれないが、海外の哲学者のものとしてはスラヴォイ・ジジェク『パンデミック――世界をゆるがした新型コロナウイルス』（斎藤幸平監修・解説、中林敦子訳、Pヴァイン、二〇二〇年）および『パンデミック2――COVID-19と失われた時』（岡崎龍監修・解説、中林敦子訳、Pヴァイン、二〇二一年）、ジョルジョ・アガンベン『私たちはどこにいる

（1）とりわけ以下を参照。渡名喜庸哲／森元庸介編著『カタストロフからの哲学――ジャン＝ピエール・デュピュイをめぐって』以文社、二〇一五年。

（2）ジャン＝ピエール・デュピュイ『秩序と無秩序――新しいパラダイムの探求』古田幸男訳（叢書・ウニベルシタス）、法政大学出版局、一九八七年。

（3）ジャン＝ピエール・デュピュイ『犠牲と羨望――自由主義社会における正義の問題』、米山親能／泉谷安規訳（叢書・ウニベルシタス）、法政大学出版局、二〇〇三年。ジラールについては以下の共編著がある。M・ドゥギー／J・－P・デュピュイ編『ジラールと悪の問題』古田幸男／秋枝茂夫／小池健男訳（りぶらりあ選書）、法政大学出版局、一九八六年、ポール・デュムシェル／J・P・デュピュイ『物の地獄――ルネ・ジラールと経済の論理』織田年和／富永茂樹訳（叢書・ウニベルシタス）、法政大学出版局、一九九〇年。

（4）ジャン－ピエール・デュピュイ『ツナミの小形而上学』嶋崎正樹訳、岩波書店、二〇一一年、同『チェルノブイリある科学哲学者の怒り――現代の「悪」とカタストロフィー』永倉千夏子訳、明石書店、二〇一二年、同『ありえないことが現実になるとき――賢明な破局論にむけて』桑田光平／本田貴久訳（ちくま学芸文庫）、筑摩書房、二〇二〇年。

（5）ジャン＝ピエール・デュピュイ『経済の未来――世界をその幻惑から解くために』森元庸介訳、以文社、二〇一三年。

（6）ジャン＝ピエール・デュピュイ『聖なるものの刻印――科学的合理性はなぜ盲目なのか』西谷修／森元庸介／渡名喜庸哲訳、以文社、二〇一四年。

のか？──政治としてのエピデミック』（高桑和巳訳、青土社、二〇二一年）、ジャン＝リュック・ナンシー『あまりに人間的なウイルス──COVID-19の哲学』（伊藤潤一郎訳、勁草書房、二〇二一年）などがある。さらに西山雄二編著『いま言葉で息をするために──ウイルス時代の人文知』（勁草書房、二〇二一年）にはフランスの哲学者をはじめ現代の多くの人文学研究者の考察が収められている。

日本でも、哲学・倫理学の領域からいくつもの考察が公刊されている。大澤真幸／國分功一郎『コロナ時代の哲学』（左右社、二〇二〇年）、福岡伸一／伊藤亜紗／藤原辰史『ポストコロナの生命哲学』（集英社新書、集英社、二〇二一年）、福嶋亮大『感染症としての文学と哲学』（光文社新書、光文社、二〇二二年）といった概説的なものから、いっそう踏み込んだものもある。本書との関連では、生政治に関しては、美馬達哉『感染症社会──アフターコロナの生政治』（人文書院、二〇二〇年）が医学・医療社会学の知見を踏まえて興味深い考察を展開している。また、トリアージをめぐる倫理学的な考察としては、香川知晶『命は誰のものか 増補改訂版』（ディスカヴァー携書、ディスカヴァー・トゥエンティワン、二〇二一年）、広瀬巌『パンデミックの倫理学──緊急時対応の倫理原則と新型コロナウイルス感染症』（勁草書房、二〇二一年）、児玉聡『COVID-19の倫理学──パンデミック以後の公衆衛生』（京都大学「立ち止まって、考える」連続講義シリーズ、ナカニシヤ出版、二〇二二年）、土井健司／田坂さつき／加藤泰史編著『コロナ禍とトリアージを問う──社会が命を選別するということ』（青弓社、二〇二二年）などがある。

哲学者からの発言でおそらく最も議論を引き起こしたのはイタリアの哲学者ジョルジョ・アガンベンによるものだろう。アガンベンは、ミシェル・フーコーが提示した生権力ないし生政治という考えを発展させ、各国のコロナ対策を厳しく批判している。現代の統治権力は、コロナ禍を単に「例外状態」ないし「緊急状態」と見なすだけでなく、その状態を常態化させることによって、「セキュリティ」の名のもとに人々からあらゆる自由を奪うような「テクノロジー的――保健衛生的な専制」と化している。そしてこうした状態のなかで、人間の社会的・政治的、さらには情感的な次元がすべて捨象され、あらゆる自由が犠牲となり、ただ生物学的に「生きている」という点のみが特権視されるというのだ。こうした批判は、デイヴィッド・ライアンにおけるような「パンデミック監視社会」批判とも重なり、[7]コロナ禍に乗じた各国の政府による対策に批判的な目を向けるものとなろう。逆に、ジジェク、ナンシー、大澤などは、むしろコロナ禍による「ソーシャル・ディスタンス」に新たな共同性を考えるための契機を見出すような見方を示している。

アガンベンほど過激ではないものの、哲学・思想の領域からコロナ禍に対してアプローチする場合（先に触れた倫理学的な考察を別にすると）、フーコー的な生政治／生権力の概念をベースにしたものが多いが、こうした趨勢に比較すると、本書は趣を異にしている。本書は、基本的には、「カタスト

（7）デイヴィッド・ライアン『パンデミック監視社会』松本剛史訳（ちくま新書）、筑摩書房、二〇二二年。

ロフ」概念をめぐってデュピュイがこれまで培ってきた考察に基づきつつ、本訳書の副題にも取り入れた「コロナ懐疑主義」と呼ばれる主張の批判的な検討を主たる動機としている。「コロナ懐疑主義」とは、一言でまとめれば、「COVID-19」は騒ぎ立てるほど深刻なウイルスではなく、ロックダウンや営業自粛など、経済を止めてまでの対策は過剰であって、むしろそちらのほうが人々に有害だ、という主張だ。ただし、デュピュイはインターネットやジャーナリズムに見られるような「陰謀論」や単なる政府批判を取り上げるわけではない。むしろ、哲学を生業とする人々、しかもその多くはデュピュイ自身の友人であった人々が、こうした「コロナ懐疑主義」的な主張に同調することに目を向け、それが立脚している根本的な論理を明らかにすることを目指している。この点で、本書は、他の欧米の哲学者たちに見られるような権力批判的な論調とは一線を画している。それだけではない。より根底的には、「コロナ懐疑主義」の議論の根底にアガンベンが主唱する「剝き出しの生」概念を見出し、その理論的な曖昧さを指摘することによって、このコロナ禍において「生」をどのように理解するかという問いを提示しているのである。本書の表題に「生」が掲げられているのはそれゆえであって、本書はこの観点から、「生」と「死」の関係、「予防」「マスク」「トリアージ」「破局」「ネットワーク」といった問題に取り組んでいるのである。

ただし、各章の議論には、前提知識や背景知識が必要であったり、あるいは若干論理が込み入ったりしていてすんなりと飲み込めないところもある。そのため、以下では各章で提示される議論の概要を確認しておきたい。

序文でデュピュイ自身も言うように、各章の結びつきは緩やかであり、順番に読む必要はない。第4章は、対談形式で本書全体で論じられる論点がそれなりにわかりやすく説明されている。デュピュイの立場、さらに本書全体で詳述される問題について見当をつけるためには、ここから読み始めてもよいだろう。そこで言及される諸論点の詳細を知るために他の章を見てみる、という読み方も大いにあるだろう（デュピュイ自身が関連する章への指示を適宜［ ］で行なっている）。

第1章「最良の死」は、著者自身がどのような死が望ましいかを個人的に語っている印象を与えるため、呆気にとられる読者もいるかもしれない。だが、どのような観点で「死」が捉えられているかは、とりわけ第9章を踏まえたうえであらためて評価していただきたい。先取りして言えば、デュピュイは単純に「生」の価値を素朴に肯定したいわけではない。デュピュイは「生」と「死」の関係について、両者を単なる自然現象として生物学的・物質主義的に連続的に、あるいは程度の差として捉える見方には与していない。本書の随所に登場するフランスの哲学者ウラジミール・ジャンケレヴィッチに倣い、デュピュイは「生」と「死」のあいだには「ほとんど無」というほかない、無限の隔たりがあるという考えを共有すると同時に、現代生物学の知見を十分に視野に入れたかたちで多角的かつ具体的に生を考えようとしている。

第2章では、本書が批判の対象とするコロナ懐疑主義の主張の問題点を紹介している。とりわけ、フランスの哲学者で、デュピュイ自身も以前は友人として付き合っていたアンドレ・コント＝スポンヴィルの発言を標的にしている。コント＝スポンヴィルは、主にモンテーニュ、パスカル、アランといったフランスのモラリストを専門とする哲学者で、大衆向けの雑誌やテレビ番組にも多く登場するメディア型の知識人としても知られている。主著『ささやかながら、徳について』（中村昇／小須田健／C・カンタン訳、紀伊国屋書店、一九九九年）をはじめ、多くの著作が邦訳されている。また、朝日新聞社の情報サイト「じんぶん堂」に掲載されたコラムでは、コロナ禍についてコント＝スポンヴィル自身の見解を読むことができる。(8)

デュピュイ自身は、このコント＝スポンヴィルの発言を槍玉にあげつつ、そこに「コロナ懐疑主義」の問題点が凝縮されていると見ている。第3章で挙げられる諸論点について、続く章において詳しい検討がなされているため、細部については関連する章をご覧いただきたい。主たるものとしては、第5章で論じられるY2Kの詭弁および反事実性の問題、第7章で論じられるトリアージ、第10章で論じられる人命の価値がある。

第3章は、デュピュイが本書で最も批判の対象とする哲学議論である「生政治」に関するまとまった考察である。もともと「生政治」とはミシェル・フーコーが提示した概念である。近代的な権力が「規律権力」として個々人の行動の統御に向けられていたのに対し、一八世紀に生じ現代にまたぶり返している「生権力」は、個々人ではなく、人口全体を対象とする。規律権力が個々人に対してすべきこと、すべきでないことを告げる保護的かつ禁止的な権力であったが、生権力は人口全体がうまく循環するように調整する権力である。新自由主義とも調和的なこうした権力形態が中心的な位置を占めるようになるのが「生政治」だ。社会保険を弱体化させ、個々の住民の健康よりも、全体としての経済の循環を重視するアメリカやブラジルのコロナ対策は生政治の典型とも言えるだろう。ただ、デュピュイが注目するのは、こうしたフーコー的な意味での生政治よりも、ジョルジョ・アガンベンおよびそれに共鳴する哲学者が展開した生政治論である。アガンベンは、「剝き出しの生」という概念を強調しつつ、コロナ禍に対する各国政府の対策では、人間の生の文化的・社会的・情感的な次元の一切が捨象され、ただ生きているという生物学的な意味での「生」のみが重視されることになったと指摘している。こうした「剝き出しの生」の重視に対するアガンベンの批判がコロナ懐疑主義の論者にも通底しているというのがデュピュイの見立てである。

ただ、デュピュイの議論が複雑なのは、この「剝き出しの生」という概念をもって各国のコロナ対

(8)「コロナウイルスとの距離のとり方 アンドレ・コント＝スポンヴィル『哲学』」「じんぶん堂」(https://book.asahi.com/jinbun/article/13354987)

策を糾弾するコロナ懐疑主義に対する検討と、「剝き出しの生」という概念そのものが含む（とデュピュイが見なす）哲学的な問題の検討という二つの次元が錯綜していることだ。しかも第3章では、こうした二重の批判的読解が、次の三つの（しかも日本の読者にはあまり馴染みのない）潮流に関してなされているのでいっそうややこしくなっている。その三つとは、①リュック・フェリーとオリヴィエ・レイに代表されるヒューマニズムの立場、②ミカエル・フッセルに代表される（とされる）ハイデガー主義、③デイヴィッド・ケイリーに代表されるイリッチ主義（ただしデュピュイからすると大いに誤解した）である。

第一に問題となるリュック・フェリーはフランスの政治哲学者で、一時期は文部大臣も務めた人物である。本書で言及されるフェリーの著作『エコロジーの新秩序』は一九九二年の本であり、コロナ禍以前のものである。フェリーが同書で槍玉に挙げるのは、人間の環境破壊を告発するばかりでなく、そこに見られる人間中心主義を批判し、自然一般、つまり人間的生に限らずあらゆる生全般の尊重を唱えるディープ・エコロジーである。デュピュイは、現代フランスの哲学者オリヴィエ・レイの『生という偶像崇拝』と題されたコロナ論が、こうした生全般の尊重の批判という点で、フェリーのディープ・エコロジー批判とつながっていると言う。生全般に至上の価値が与えられることでかつて生以上の価値があると見なされていたさまざまなものが蔑ろにされている、言い換えれば、ロックダウンという命令に従属することで真に価値ある生を送ることができずただ生きているだけという状態に置かれているということだ。

第二に取り上げられるのは、現代の若手の哲学者であるミカエル・フッセルである。その著書『世界の終わりの後で――黙示録的理性批判』でフッセルはデュピュイとは異なるかたちでの破局論を展開しているが、ここでの焦点はそこにはない。フッセルの書では、「世界」と「生」が対置され、「生」が批判されるかたちで「世界」概念の意義が唱えられている。デュピュイの矛先は、フッセルがこうして「生」を劣位に置くその身振りに向かう。フッセルにおいて「生」はすでに存在し今後さらなる展開可能性をもたない自然プロセスとして捉えられ、これに対して「世界」のほうは人間の実存を通じてさらに展開される可能性を有しているとされる。デュピュイが問題視するのは、こうしたフッセルの「生」概念が現代生物学における「生」概念のダイナミズムをまったく考慮していないという点だ。本書ではフッセルがハイデガー主義と呼ばれているが、それはフッセルの議論にハイデガーの影響が見られるということよりも、ハイデガーのサイバネティクス観も同じようにこの現代生物学の展開を正しく評価していない、という見解に基づくだろう。

第三は、デュピュイに多大な影響を与えたイヴァン・イリッチの英語圏における紹介者であり、イリッチに対してはデュピュイとともに同じ弟子にあたるとも言えるデイヴィッド・ケイリーに向けられる。周知のように、イリッチは医療や教育の現場での経済合理主義の跋扈に対して強い警鐘を鳴らした思想家として知られる。ケイリーは、「イヴァン・イリッチの観点から現代のパンデミックについて定期されるいくつかの問い」という論文において、師イリッチを裏切るような議論を展開している、というのがデュピュイの批判の概要だ。その焦点は、統計的に捉えられた生の抽象性をどう捉えるかにある。イリッチ自身の観点からしても、生の統計的処理は批判的に考察できる。イリッチが重視していたのは、病を患ったり老いたりする「生」そのものの具体性だからだ。これに対し、ケイリーは、今般のコロナ対策においては、統計的に捉えられたマスとしての生が重視される際、そうした生が「剝き出しの生」として神聖化・偶像化されていると述べるだけで、まったく生を具体的な層のもとで捉えていない、というのがデュピュイの批判点である。ちなみに第10章でも触れられるように、デュピュイは統計的な生の捉え方それ自体に異を唱えることはしていない。むしろ、「剝き出しの生」を「生物学的な生」と呼ぶ論者たちが、実際に現代生物学において問題とされるような生概念にはまったく目も向けず、きわめて抽象的にしか生を捉えていないことを問題視しているのである。

第4章は、先にも触れたように、本書全体の内容に関わる対談である。

第5章では、本書における「コロナ懐疑主義」批判の一つの軸である「Y2Kの詭弁」が主題化されている。二〇世紀に誕生したコンピュータは、西暦の四桁を便宜的に下二桁でしかコード化してこなかった。一九九九年から二〇〇〇年に切り替わるとき、コンピュータが年号を一九〇〇年と誤認してしまい誤作動を起こし、発電や送電システム、医療関連機器、鉄道網の管理、銀行・株式市場における混乱、さらには弾道ミサイルの誤発射など大規模な問題が生じるのではないかという懸念が生じ、各国の技術者たちがこの問題に対応した。二〇〇〇年になる前に、多くの技術者たちがさまざまな策を講じ、想定された被害が生じることは防げた。これが問題の概略であるが、その後、こうして予防が成功したことによって、そもそもの想定が誤っていたのではないか、「たいしたことないのに大騒ぎしていた」のではないかといった懐疑論的な声も上がることになった。デュピュイは各国の感染症対策に向けられたコロナ懐疑主義の議論が、基本的にこうしたY2K問題における懐疑主義的な議論と同じ論理の型をとっているとする。つまり、①感染症が拡大して甚大な被害が生じることが想定され、②それに対しロックダウンなどの感染症対策がとられ（少なくとも一時的に）感染拡大の阻止に成功した場合、①の想定が誤っていたのではないか、②の感染症対策による弊害のほうが大きいのではないかという議論だ。

このことの問題点は、二つある。一つは、対策をしなかった場合に起こりえた被害のことが忘却されてしまうことだ。本来は、対策をした場合としなかった場合の二つのケースを比較検討すべきであるのに、とられた対策とそれによるコストばかりが比較され、対策が過剰だったといった評価が下されることになる。もう一つは、この問題の哲学的な含意である。対策をした場合としなかった場合は、いずれも可能性としてはありえた選択肢だ。そして、予防的な対策とは基本的に、起こりうるが望ましくない可能性をつぶすために行なわれる。しかし、「たいしたことないのに大騒ぎしていた」という型の懐疑主義の主張では、「そもそもそのような可能性はなかったのに無駄な対策をとった」

というかたちで、そうした望ましくない可能性があったこと自体が否定されてしまう。実際に起きたことだけが存在しているのであって、起きるか起きないかわからない（実現しないことも可能な）ことは存在しない、という立場は本書で繰り返し言及されるメガラ学派のディオドロス・クロノスの議論だ。これに対し、デュピュイが反事実性と呼ぶのは、実現はしなかったが起こりえた選択肢のことである。この反事実性を認めない立場を徹底すると、「予防」という行為自体が不可能になってしまう。ここに「Y2K問題の詭弁」の真骨頂がある。というのも、「予防」とは、そもそもそうした望ましくない可能性を想定したうえでそれが実現しないためになされるものである。もしこの「予防」が成功し、望ましくない選択肢が実現しなかった場合、この「予防」はそもそも存在しない仮想敵と戦っていたかのような無意味な行為になってしまう、というわけだ。

第6章では、とりわけマスク着用に焦点を当てて、いくつかの国が当初はマスク着用には医学的な根拠がないとしていたこと、あるいは逆に反権力の側の知識人によるコロナ懐疑主義においてもマスク着用に異議が唱えられていることなどが概観される。デュピュイ自身はマスク着用についての根拠ないしその効用について持論を述べているわけではない。むしろ重要なのは、実際にマスク着用が感染防止に効果があるか否かという「ファクト」ではない。本章の章題「マスクと嘘」が物語るように、この効果が最終的に「ファクト」に基づかない「嘘」である可能性もある。だが、むしろ今般のコロナ禍の問題は、「ファクト」であれ「嘘」であれ、どのように行動するのが最適かという問題についての従来の考えの盲点をついたことにある。とりわけそれは、人々が自分の利益に従っていれば社会全体にとって「総体的に満足のいく状況」になるという、自由主義的な想定に限界を突きつけた。ゲーム理論などでは、他者の利害には目もくれずに自己の利益のために利己的に行動したとしても、社会全体として見れば有益な結果が得られるケースは多々見られる。しかし、コロナ禍の場合、感染リスクに目もくれずに自己の利益のためにマスクをしないという行動に出た場合にはそうはいかない。コロナ禍が浮かび上がらせたのは、単に新しい共同性といった楽観的な展望だけではなく、「自分自身を守るために他者に依存せざるをえない」という状況なのだ。本章はこの点に関してきわめて簡潔な言及で閉じられるが、ここで示唆される問いはいっそう検討すべき大きな意義をもつだろう。

第7章は、コロナ禍で実際に生じたトリアージと呼ばれる問題に正面から取り組むものである。人工呼吸器や人員などの物理的な制約があるなかで、複数の急病患者が運び込まれた場合、治療の優先順序をどのように選ぶか、という問題である。倫理学においては、トリアージを正当化するためには功利主義と呼ばれる考えが用いられる場合がある。すなわち、結果的により多くの人命を救出できるように選択すべし、というものだ。デュピュイが問題にするのは、こうした主張が前提としている人命の「価値」という考えだ（この点では第10章と密接に関連している）。瀕死の若者と老人のどちらを救うべきかというとき、若者のほうが残された年数が多いため「価値」があるとする場合も、老人のほうが熟練の経験や能力があるため「価値」があるとする場合も、いずれも人命に価値づけしていることにはかわりない。この「価値」に立脚した合理的な選択をすべしという経済的合理性の観念こそが問われなければならないのである。

もちろん、こうした経済的合理性に基づく考えは、医療倫理の原則には抵触しつつも実際にはまかり通ってしまっている。だが、たとえばロールズの正義論のように、これに人命の「平等」を対置するのでは十分ではない。平等原則もまた「価値」の等しさを意味しているからだ。これに対し、あらゆる人命は「平等」だというのではなく、むしろ「比較できない」「通約できない」という観点が重要だというのがデュピュイの基本的な考えである。

それでは、実際には何をなすべきか。冒頭で挙げられる養子の逸話は、それ自体で十分な解決を与えるものであるかは定かではないが、きわめて示唆に富む。それは、偶然性の問題だ。ここでの偶然性とは、確率計算におけるような計算可能な偶然性ではなく、未規定性としての偶然性だ。もし生の本質が、こうした未規定性としての偶然性にあるのであれば、それを計算し、比較考量し、選択することよりも、そうした偶然的な出来事を前にした決断が求められるのではないか、というのがデュピュイの論の筋である。

第8章では、コロナ禍に関する議論はほとんど出てこず、現代生物学における「生」についての考えが概観される。その目的は、一方では「剝き出しの生」論者における「生」の考えがきわめて抽象的かつ初歩的なものにとどまっていることを指摘することにあり、他方では今日の生物学において当の「生」が人工物と死のあいだで霧散しているかのような事態に批判的な考察を向けることだ。まずサイバネティクス、とりわけフランツ・フォン・ノイマンのそれにおける自己組織化が取り上げられる。この議論自体はデュピュイのこれまでの著作でも繰り返し言及されるが、ここで注目されるのは自己組織化の考えをもとにした生概念である。ノルベルト・ウィーナー流のサイバネティクスでは、自然や生命は、人工的機械のような制御対象と見なされるが、ノイマンの自己組織化に照らすと自然的機械と見なされる。自然・生命を人間が構想し製作する機械のように見なすのが前者であり、自然・生命はそもそも機械のようにして組織化されていると考えるのが後者だ。通常、生物学においては目的論的な見地は決して採用されないが、自己組織化論に基づく自然的機械においては、「アトラクター」という、自然現象が収束する目的のような要素が想定される。この「アトラクター」という考え自体は、実はデュピュイの破局論における「固定点」としての破局という見方にもつながっているのだが、本節の目的は、このような自己組織化論を経ることで、単なる機械論でも生気論でもないような生命概念のありかを評定することにある。ここで決定的なのは、やはり人工的機械と自然的機械の微妙な差異を徹底的に保持することだ。というのは、自然的機械には、アトラクターという目的に類したものが到達点に想定されるが、それは、人工的機械におけるような構想者《デザイナー》を出発点に想定することはない。『聖なるものの刻印』で詳述されるように、今日のナノテクノロジー、バイオテクノロジー、情報テクノロジー、認知科学の四分野を「収斂」させたアメリカの産学共同プログラムでは、あたかも人間が自然の構想者・創造者となるかのような意気込みすら見受けられるのだが、デュピュイによれば、そこで人工的に創造されようとしているのはもはや生命ではない。というのも、それが目指しているのは「生とは何か」という問いに答えることではもはやなく、生と死との境界線を突破し、ある種の不死性を生み出すことだからだ。こうした観点からデュピュイは、人文学における生物学的な知見の不足と、生物学を極端に発展させたＮＢＩＣ「収斂」のような今日のテクノロジーとの両極端のなかで、「生」の場を捉え直そうとするのである。

それではこの「生」は「死」とどのような関係にあるのか。第9章で検討されるのはこの問いである。本書の随所で見られるように、この点についてデュピュイは、第一にフランスの哲学者ウラジミール・ジャンケレヴィッチがその著『死』において提示した「ほとんど無」という考えを取り入れている。ジャンケレヴィッチは「死」ばかりでなく「許し」や「徳」といった道徳哲学的な主題やさらには音楽にも精通したフランスの哲学者である。第9章前半での長い引用が物語るように、ジャンケレヴィッチは生が連続的に死に変わるという漸進的消滅論も、生と死を厳密に峻別する二項対立もとらない。生と死のあいだの無限小の間隙、閾を「ほとんど無」と呼ぶのである。第9章はもっぱらこの生と死のあいだの「ほとんど無」をデュピュイ自身が説明しようとするものと言ってよい。それは、正方形の北西から南東へと各辺をつたっていく場合、縦横の各辺を可能なかぎり細分化することによって対角線のほとんどすれすれまで近づくことはできるが、そのジグザグの経路は決して直線になることはない。この関係はアナログとデジタルとのあいだにも見ることができるだろう。デジタルという思考図式では○から一へと移行することは可能だが、アナログ的な連続的な図式では○・九九九……を際限なく続けることはできても決して一には到達しないのだ。それはまた、荒れ狂う暴風を引き起こす台風の渦の終局点である台風の目における静けさにも通じる。これらの事例が示すような、連続性でも単なる断絶でもないかたちで両者を架橋する無限小の隔たりこそ、生と死のあいだに横たわっているというのである。

第10章では、生の問題が、「命の値段」という経済学的な観点から取り上げられる。デュピュイは基本的に功利主義的に個々の「命」の価値を相対化する立場に与することはないが、とはいえ「命」の価値はきわめて重要であるから基本的に他のあらゆるものに優先させるべきだという義務論的な立場をとるわけでもない。第8章では生物学における生命概念が検討されたが、第10章では経済学がどのように「生命」の価値を取り扱っているかを具体的に検討され、「命の値段」についてのいっそう多角的な考察が展開される。デュピュイが扱うフランスの例では、人命を救うことに寄与する複数の計画がある場合、財政的なリソースが限られているため、人命自体も数値化・統計化され比較考量される。人文系の哲学者には、こうした「生命」の統計化に対するアレルギー的な反応が往々にして見られるが、デュピュイにとって問題は統計化それ自体ではない。むしろそこに生じる「命」のさまざまな価値づけの実態を検討する必要があるというのが彼の立場である。まず、通常、統計的ないし定量的な分析の際にはそれぞれの要素は等価として考えられるはずだが、実際には、余命がどれほど残っているか、生産性がどれくらいあるか、その人が生活をする国の一人あたりの国内総生産はいくらかなどの経験的な事情によってこの等価性が成立していない場合がある。もっとも、だからといって統計的な生の考えを捨て去っていいわけではない。数値化された統計的な生は具体的な誰かの生ではなく、常に抽象的な生だ。だが、「人命を救う」ことを目的とした対策を行なう場合、その対策を行なうことで救われた具体的な生ばかりでなく、その対策を行なわなかったら救われなかった生もある。後者は、本書の至るところに出てくる「反事実的」な生だが、これもまた統計的な生と同じく匿名でヴァーチャルな生なのだ。こうした検討を経てデュピュイが示唆するのは、「人命の重みはそれぞれ等しい」「同じ価値である」という前提こそ再考すべきだということだ。これは決して、「人命それぞれに異なる価値があるのは仕方がない」という諦念ではない。むしろ、本章で検討してきた経済的なロジック（理念としては人命を尊重するが実態としてはケースバイケースで比較考量している）に行き着かないためには、生は「どれも等しい価値をもつ」ではなく「どれも価値をつけられない」とする発想の転換が必要になるのである。

第11章では、新型コロナウイルスのようなウイルスの感染が、複雑系の理論において「スモール・ワールド」と呼ばれるネットワークの形態をとることについて触れられる。この理論では、各々の要素（たとえば人）は、その物理的な位置ではなく、他の要素との関係性・結びつきにおいて捉えられる。ある人から出発し、その友達、さらにその友達……という具合に結びつきを辿ると、なんと六回の結びつきで世界を一巡りすることができるというところから「スモール・ワールド」という名前がつけられている。こうしたネットワークのなかで重きをもつのが、「ハブ」と呼ばれる、数多くの要素とのつながりをもつ結節点だ。ユーチューブやSNSにおける「バズり」を考えてもらえればよいが、その要素自体がもつ性質よりも、この「つながり」の多さこそが「ハブ」の機能となる。コロナ禍においても、ある人口全体での平均的な感染者数よりも、特定の「ハブ」となる人（スーパー・スプレッダーとかスーパー・プロパゲーターと呼ばれる）の存在にこそ、感染の拡大および減少が懸かっている。だとすれば、このスーパー・プロパゲーターを特定し、「無力化」すればよいのか。デュピュイの考察の重要な点は、事態はそれほど単純でないことを指摘する点にある。デュピュイによれば、コロナ禍には、こうした理論に収まらない特有の困難がある。ウイルスを保持していても症状が現れていない場合もあるため、誰がスーパー・プロパゲーターかを特定することはきわめて困難なのだ。というのも、ウイルス感染の場合、病原体保有者その人の個人的な特性よりも、環境との関係（物理的な接触が制限されているか否かなど）が、その人をスーパー・プロパゲーターたらしめるからだ。

第12章では、アンドレ・コント＝スポンヴィルが再登場し、老人と若者の「死亡率」に関する数値の解釈について、コロナ懐疑主義者の詭弁が具体的に指摘される。コント＝スポンヴィルは、フランスでの平均寿命が八二歳から八四歳へと上昇したことについて、こうした老齢での死は若者の死に比べて「悲しいことではない」と述べたが、ここには「平均」をめぐる誤認がある。とりわけ、「平均値」と「中央値」とが混同されている。たとえば五教科の試験で、四教科がどれも一〇〇点、一教科が〇点をとった場合、得点の総和を五で割った八〇点が「平均値」だが、これに対し「中央値」は五教科の得点の真ん中の値のため一〇〇点である。死亡率の場合もこれと同様であって、死亡者のなかに高齢者の数が多くなれば「中央値」は上がるものの、それは必ずしも「平均値」と同じではない。少なくとも論理的に言って若年層が「死ぬ確率が低い」ことは意味しない。こうした「統計」を持ち出したトリックについてあらためて釘が刺されている。

第4章で言われるように、デュピュイ自身は、今回のコロナ禍を、彼がこれまで取り組んできた「賢明な破局論」の枠組みで検討しようとはしていない。デュピュイの「破局」は未来に起こりうる破局であるのに対し、コロナ禍はすでにそのなかに浸ってしまっているものだからだ。とはいえ、デュピュイ自身あらためて自らの「賢明な破局論」を見直すなかで、若干の修正の必要性を感じたという。それゆえ第13章では、「賢明な破局論」の概要ばかりかそれに対する著者自身の修正が述べられている。第一に問題になるのは、デュピュイに対する批判（反破局論）ばかりでなく、デュピュイの主張をさらに過激にしたとも見なしうる崩壊論の双方に対する批判である。デュピュイの「賢明な破局論」の特徴は、「未来に破局は起こりうる」とする想定と「それを防ぐ」ための方策を提示するという一見すると矛盾した要請を合わせて考える点にある。反破局論の方はそうした「未来に破局は起こりうる」という仮説を楽観的に退けるのに対し、崩壊論の方は「未来に破局は起こりうる」ことを声高に言い立てるだけで「それを防ぐ」ための方策を提示することはない。デュピュイ自身は、とりわけハンス・ヨナスとギュンター・アンダースというドイツ語圏の二人の哲学者の考察をもとに、「未来に破局は起こりうる」と予言を、この予言自体が失敗することを祈って告げる「不幸の預言者」という地位に関心を寄せる。この考え自体は、これまでのデュピュイの著作にも現れているが、なかなかこの錯綜した考えを理解することは難しかった。本書では、社会学者ロバート・K・マートンが述べたような「自己成就」型の予言と「自己無効」型の予言の区別を用いることによって、いっそうこの主張を説得的に示そうとしている。たとえば、選挙期間中に「あなたはどの候補に投票しますか」という予言型のアンケートを実施し、ある党の得票率が高いという中間結果が出た場合、こうしたアンケートの実施そのものによって投票行動が変わることがあることはよく知られている。このような、Aという予言をしたがゆえにAの実現が阻止されるような事例は、デュピュイの「賢明な破局論」の要点を理解するうえではわかりやすい例となるだろう。もちろん、この事例を「破局論」に適用するならば、防止のためだといって常に破局の可能性を声高に叫ぶだけのオオカミ少年にもなりかねない。第13章末尾で言われる「ニアミス」の事例は、このオオカミ少年化に陥らないための、「間一髪」の意義を告げるものだ。デュピュイはかねてよりこの「ニアミス」に注目している。この

「ニアミス」とは、言い換えれば、「今日も事故がなかったのはラッキーだった」という認識である。「ラッキーだった」とは、その危険を十分に認識していなければ、そして、この日常が決して当たり前ではないとの認識がなければ発せられないからだ。あるいは、本章末尾の少数意見の必要性についても同じ角度から理解できる。破局はまだ起こるはずがないというのが多数意見であったとしても、そこには常に少数意見が添えられていなければならない。そうでなければ、この当たり前の日常が実は脆く常に非日常に転換しるものであることが忘れられてしまうからである。

私たちも、つい先日までコロナ禍によってこの日常性の脆さ、非日常の日常性について再び認識したわけだが、「日常性」の回復のために、できるだけこうした少数意見に耳を傾けなくなっているような気がしなくもない。本書では、当人も自覚するように、憤慨した老哲学者による耳の痛い話が続くが、とはいえ、論理を重視し、そしてなによりもまず世界に論理が通用するためには生が常に前提とされるというこれもまた当たり前の事柄を重視した彼の分析は、われわれが、例外状態においてだけでなく日常生活においても、いかに考えるべきかについてあらためて多くのことを教えてくれるだろう。何より本書は、私たちにとって当たり前でありつつも、いざそれに直面するとたじろいでしまう「生」と「死」について、さまざまな分野での議論に耳を傾けつつ、落ち着いて、しかし論理的に考えることの重要性をあらためて示していると言えるだろう。

本書の翻訳は修士課程や博士課程などでフランス哲学関係の研究を行なう若い友人たちと共同で行なった。まず各章の下訳を、第1章・第12章を田中、第2章・第3章を牛田、第4章・第8章を蓮子、第5章・第6章・第11章を村山、第7章・第9章を谷、第10章・第13章を神宮司が担当し、それを持ち寄って皆で文面を検討した。当初は渡名喜の単独訳としての公刊を企図して翻訳検討会を始めたが、彼らの力量には目を見張るものがあり、フランス語の理解はもとより、日本語としての読みやすさ、また論の対象となっている哲学的な議論についても深い理解をもたらしてくれた。コロナ禍のため、翻訳検討会もすべてＺｏｏｍを用いたオンラインでのものとなってしまったが、こうした形態でも共同作業を進めることができるようになったことは、コロナ禍の不幸中の幸いだろう。もちろん、訳注も含め本訳書の文章全体については渡名喜が最終的に見直しており、最終的な責任は渡名喜にある。

また明石書店編集部の村上浩一さんには、丁寧に訳文を読んでいただいた。本書が少しでも読みやすいものになっていれば村上さんのおかげである。記して感謝を申し上げたい。

二〇二二年一一月二二日

訳者を代表して　渡名喜庸哲

avoir lieu, Paris, Desclée de Brouwer, 2019.

(19) 必然性は、ベルクソンにおける可能性と同様に、遡及的にしかありえない。起こった出来事が必然となるのは、それが過去となるからだけではなく、それが常に必然であったことが真実となるからである。

(20) Cf. Jean-Pierre Dupuy, « Le paradoxe de Zadig. *Big Data* et sécurité », *Esprit*, no. 460, décembre 2019.

(21) この逆説的な姿は、まさにいまは亡き人類学者で社会学者のルイ・デュモンが「反対物を包含するものとしてのヒエラルキー」と呼んだものだ。Louis Dumont, *Homo Hierarchicus*, Paris, Gallimard, 1967; repris in coll. "Tel", 1979.〔ルイ・デュモン『ホモ・ヒエラルキクス――カースト体系とその意味』田中雅一／渡辺公三訳、みすず書房、2001年〕

(22) *Pensées diverses* (Laf. 576, Sel. 479).〔パスカル『パンセ』中、塩川徹也訳（岩波文庫）、岩波書店、2015年、310頁〕

あとがき――否認の罠

(1) アマンディーヌ・アブローの発言。以下に引用。*Le Monde*, le 12 novembre 2020.

ことへの情熱はない。たとえ自分が間違った、すなわち人為の預言者のように見えるという代償を払うとしても、破局を避けたいと願っているのだ。このことは、まったく同じことではない。

(9) ハンス・ヨナスがこの預言者の名を冠しているという事実は、呆気にとられる歴史の目配せの一つである。

(10) ミシェル・セールの『ライプニッツのシステム』(*Le Système de Leibniz et ses modèles mathématiques. Étoiles, schémas, points*, Paris, PUF, 4e édition, 2002 ; initialement publié en 1968) に纏められた卓越した諸著作を参照されたい。

(11) ジャン＝ピエール・デュピュイ『社会科学への招待――集団的現象の論理』(*Introduction aux sciences sociales. Logique des phénomènes collectifs*) を参照されたい。

(12) 哲学では、未来は現在の行動に因果的に依存しているが、反事実的には独立していると言うだろう。このような依存関係のあいだにある非平行関係は、論理的不可能性を意味するものではない。

(13) 未来が必然であるということは、未来の出来事はすべて必然的に起こるということであり、起こらないことは不可能だということだ。未来が必然であると言うことと、決して起こることのない出来事は不可能であると言うことは等価である――ただし、これは証明される必要がある。第5章を参照されたい。

(14) デヴィッド・K・ルイスがデヴィッド・ヒュームのあとを受けて著書『慣習』(*Convention*, Hoboken (NJ), Wiley-Blackwell, 2008) のなかで専門的な意味で用いた用語。

(15) 私は、著書『経済の未来』(前掲書) のなかで、このような社会的規制の様式を「未来による調整」と呼んだ。

(16) ジャン＝ピエール・デュピュイ『ありえないことが現実になるとき』(前掲書) を参照されたい。

(17) Karl Jaspers, *Vom Ursprung und Ziel der Geschichte* (*De l'origine et du but de l'histoire*), München/Zürich, R. Piper & Co. Verlag, 1949〔カール・ヤスパース『ヤスパース選集9 歴史の起源と目標』重田英世訳、理想社、1964年、278頁〕. 訳文、強調は引用者による。

(18) 以下の3冊の本が私の思考の段階を示している。*Pour un catastrophisme éclairé, op. cit.; L'Avenir de l'économie, op. cit.; La guerre qui ne peut pas*

ヨナス『責任という原理――科学技術文明のための倫理学の試み』加藤尚武監訳、東信堂、2000年、207頁〕

(6) Günther Anders, *Le Temps de la fin*, Paris, L'Herne, 2007, p. 88.〔ギュンター・アンダース『核の脅威――原子力時代についての徹底的考察』青木隆嘉訳（叢書・ウニベルシタス）、法政大学出版局、2016年、233-234頁〕

(7) 聖書に関しては、申命記は、真の預言者を見分ける唯一かつ正しい基準が、その言葉が成就すること、つまりその預言が正確であることが証明されることにあったとわれわれに教える。「あなたは心の中で、「どうしてわれわれは、その言葉が主の語られた言葉ではないということを知りうるだろうか」と言うであろう。その預言者が主の御名によって語っても、そのことが起こらず、実現しなければ、それは主が語られたものではない。預言者が勝手に語ったのであるから、恐れることはない」（「申命記」18章21–22節）。つまり、預言が実現しない場合には、それが神に由来するものではないことが証明されるということだ。世俗的な世界では、これと同じ基準が、詐欺師をその他の占い師から見分ける際に使われる。

(8) 2冊のまったく異なる本が、こうしたことへの無理解を説明する。エッセイストのパスカル・ブルュックネールは、小冊子『終末論の熱狂』（Grasset, 2011）のなかで、すぐに破綻に至ってしまうような手法を徹底して用いている。つまり、問題の重要性の前では身を縮めざるをえないにもかかわらず、彼は自分の理解できないものを馬鹿にしているのだ。彼は、先述のアンダースの言葉を引用しながら、それを上辺だけの謙遜の表れだと見ている。この問題と謙遜は何の関係もないこと、そして有効な預言者は、間違っていることを実際やむなくするということを理解していない。私と同じく、ヨナの言葉を引用しながら、「得ることは失うことだが、失うことは得ることだ」と彼は皮肉を言う。これでは不幸の預言の倒錯した論理を理解することはできない。ミカエル・フッセルの著書『世界の終わりの後で――黙示録的批判』ではまた違った技法が見られる。こちらは本物の哲学者の本だ。しかしながら、フッセルは破局論者たちに「現代の黙示録者は、間違うことの情熱によって駆り立てられている」と言わしめている。そうではない。今日の理性的な破局論者は、いささかも馬鹿げた者になる合も、彼らは誤っており、読者を欺いている。

（2） 証明は、幾何学に基づいている場合にのみ、筋が通った論証となる。

（3） ただ、私がここで非難している混同は、いわゆる「一般教養」の分野におけるもので、ヴィクトル・ユーゴーがフランス革命以前に生きたか、以後に生きたか、という問いに間違えることがあるということと同種のものである。後者の場合は無教養だと言われるのに、前者の場合には肩をすくめるのはなぜだろうか。これは大問題である。それに対する答えに、科学や技術に関する民主主義の可能性が左右されるからだ。

（4） André Compte-Sponville, *Dictionnaire amoureux de Montaigne*, Paris, Plon, 2020.

（5） Montaigne, *Essais*, édition Villey-Saulnier, Paris, PUF, 1965, I, 26, 146.〔前掲『エセー』第1巻、250頁〕

（6） *Dictionnaire amoureux de Montaigne, op. cit.*, p. 135.

第13章　問われる破局論

（1） この記事は2020年2月に書かれ、2020年11月11日にオンライン上の『AOC（Analyse Opinion Critique)』に、「崩壊論者や能天気な楽観主義者に対抗して賢明な破局論を再確認する」というタイトルで掲載されたものである。

（2） 特に、2019年10月22日にAOCに掲載された、「破局主義的エコロジーの単純化」と題された記事を参照されたい。

（3） これらの書名や副題は、多かれ少なかれ「アポカリプスに終止符を打つために」「破局の狂気を止める」「世界の終わりはすぐそこではない」などの類似のパターンをもつ（これらの題名は、それが実在する可能性を決めてかからずに私が考え出したものである）。

（4） そうした研究者のなかには、私が多くの本質的な部分で同意できない部分があるにもかかわらず、私を援助してくれた人たちがいる。カトリーヌおよびラファエル・ラレール、ミカエル・フッセル、リュック・フェリー、ジェラール・ブロネル、イシャン＝ステファヌ・アフェッサらがそうである。

（5） Hans Jonas, *Le Principe responsabilité. Une éthique pour la civilisation technologique*, Paris, Flammarion, coll. « Champs », 1995, p. 233.〔ハンス・

からスタートし、毎年10%ずつ減少すると、6年6ヶ月後にはスタート時の半分となる。原子力の分野では、この期間を放射性物質の半減期と呼ぶ。チェルノブイリの美しい森を汚染しているプルトニウム239の半減期は2万4110年である。パンデミックも原理的には同じように減衰する。ただし、以降の議論も参照されたい。

(3) Mark Buchanan, *Small World : Uncovering Nature's Hidden Networks*, Londres, Weidenfeld & Nicolson, 2002.

(4) この表現(「六次の隔たり」)は今日の英米圏においては、この例外的な特性を示すための一般的な用語となっている。

(5) Albert-László Barabási, *Linked : The New Science of Networks*, Cambridge (Mass.), Perseus, 2002.〔アルバート=ラズロ・バラバシ『新ネットワーク思考——世界のしくみを読み解く』青木薫訳、日本放送出版協会、2002年〕

(6) Pablo Servigne et Raphaël Stevens, *Comment tout peut s'effondrer, op. cit.*, p. 128-129 et 130.〔前掲『崩壊学』114-115頁〕

(7) Albert-László Barabási, *Linked, op.cit.*, p. 111.〔前掲『新ネットワーク思考』161頁〕

(8) Cf. Romualdo Pastor-Satorras et Alessandro Vespignani, « Epidemic Spreading in Scale-Free Networks », *Physical Review Letters*, vol. 86, 2001, p. 3200-3203.

(9) Cf. Dillon C. Adam et Benjamin J. Cowling, « Just Stop the Superspreading », *New York Times*, 2 June 2020.

(10) Albert-László Barabási, *Linked, op.cit.*, p. 140.〔前掲『新ネットワーク思考』202頁〕

(11) 資源が限られたなかで治療する患者を選別する「トリアージ」における倫理的問題については、本書第7章を参照のこと。

第12章　コロナ懐疑主義、四ヶ月を経て

(1) 米国立老化研究所(NIA)(メリーランド州ベセスダ)の所長リチャード・ホーズの観察によれば、75歳以上の患者の致死率は65歳から74歳の患者の3倍とされる。コロナ懐疑主義の知識人は、SARS-CoV-2が引き起こす病気の重症度を軽視することで、このウイルスを凡庸なものにしようと努めている[第3章、原注(23)]。どちらの場

開きは、1対1万の割合にもなっていた。この底知れない深い相違は、一方の人々の不誠実さや他方の側の恨みといったもので説明するのは難しいように思われる。その問いは、真に哲学的なものだ。きわめてわずかな確率で重大な効果をもたらす行為や事実が存在する。これらの確率がごくわずかであるからといって、道徳的計算ではこれらを無だと見なすべきなのだろうか？　知覚できないが、途方もなく多くの人々に影響を及ぼしてしまう行動や事実がある。これらの効果は感知できないため、あたかも損失と便益であるかのように受け入れなければならないのだろうか？　大量の放射線量が長時間にわたって放出されて大規模な人口へと分布したとき、任意に選ばれたがんや白血病で亡くなった人を「チェルノブイリのせいで死んだ」と見なすことはできない。そこで言いうることは、その人が先天的にもっていたがんや白血病で死亡する確率が、チェルノブイリの影響でわずかに増大したということだけなのだ。つまり原子力の破局が引き起こしたであろう――私はそう思う――何万人もの死者の名前を挙げることができない。公式のテーゼでは「それらは存在しない」と結論づけられてしまうのだ。以下の拙著を参照されたい。*Retour de Tchernobyl. Journal d'un homme en colère*, Paris, Seuil, 2006.〔ジャン＝ピエール・デュピュイ『チェルノブイリ ある科学哲学者の怒り――現代の「悪」とカタストロフィー』永倉千夏子訳、明石書店、2012年〕

第11章　スモール・ワールドにおける死

(1)　英語とドイツ語を組み合わせた*Eigenbehavior*の翻訳。「固有」を意味するドイツ語のEigenと「行動」を意味する英語のbehaviorから形成されたこの奇妙な言葉は、特に量子力学においてこの概念を導入したドイツの科学者たちがアメリカに移住してきたことに由来する。

(2)　形容詞の「指数関数的」はパンデミックの時代に頻用され、大規模な、重要な、といった意味で使われるようになった。しかしそれでは、指数関数的減衰というものがある、ということが理解されない。この語は、第2章で説明したように、ある量の時間的変化などを表す関数や曲線にしか適用できないものである。指数関数的減衰は、この量が単位時間ごとに同じ割合で値が減少するときに発生する。理論的には、その値がゼロになるためには無限の時間が必要となる。ある値導者、マルクスにおける貨幣、ルソーの民主主義、ロールズの正義、共産主義の階級なき社会、ワルラスの経済的均衡、核の平和、イリッチやカストリアディスのいう自治、福音書が約束する王国などがそうである。これらはどれも、正方形の対角線や台風の目と同じように、量子跳躍〔原子内の電子が別の状態へ不連続的に変化すること〕によってしかたどり着けないものである。すなわち、希望を信じて飛び込むしかないのだが、それは実は深淵に飛び込むことかもしれない。

（13）Lettre au Marquis de Mirabeau, 26 juillet 1767.〔ルソー「ミラボー侯爵への手紙」『ルソー全集』第14巻、白水社、1982年、382頁以下〕

第10章　命の値段

（1）英語では、PPBS（Planning, Programming, Budgeting Systems）〔日本語では企画計画予算制度と訳される〕。この方法は、1961年にロバート・マクナマラがアメリカ国防総省にはじめて導入した。その主要な考えは、第二次世界大戦中にランド研究所で開発されたものが基礎となっている。

（2）ここでは書ききれないが、時間の金銭的価値づけについてだけでも長く詳説することが必要となるだろう。それについては、私はすでに以下の個別の研究を行なった。*Valeur sociale et encombrement du temps*, Paris, Éditions du CNRS, coll. « Monographie du séminaire d'Econométrie », 1975 (préface de Jean Ullmo).

（3）経済学者によって使われる用語は「限界費用（coût marginal）」である。

（4）「道徳統計学」の創始者であるアドルフ・ケトレー（1796-1874）による。〔ケトレーはベルギーの統計学者、天文学者。統計学の基礎を築き、現代統計学の一つの祖型を形成した。確率論を基礎に観察の平均値から人間の典型的性質をそなえた「平均人」の概念を導き出した〕。

（5）過去に私は、個人のアイデンティティが統計的なものへと分解され、人間の命の価値づけがゼロにまでなった極限のケースであるチェルノブイリの事故死について研究しなければならなかった。かつて一つの歴史的な出来事が、これほどまでに異なる評価の対象とされたことはなかっただろう。公式発表の数十人の死亡者数と、約1000万人が住む放射線に汚染された地域で時折挙げられた数十万人の死を表す数との

たものだった。こうして私は正方形の対角線のパラドクスに慣れ親しむことになった。さらに、おそらくそうして尋問担当者に楯突いたことで、私は合格したにもかかわらず入学を選択しないという過ちを犯したのである。

(7) 私が考えているのは対数螺旋や双曲螺旋のような漸近点のある螺旋である。アルキメデスの螺旋の方は、その原点である中心を起点としている。

(8) 台風の目の比喩は逆の意味で用いられることがますます多くなっている。つまり、目のなかには、渦状の暴風が最も強い場所があるという具合である。こうした特徴ゆえに、連続型の思考をどうしてもしたくなってしまう。直観は不連続を嫌う。不連続が原点にあったり無限にあったりする場合にはとりわけそうである。

(9) ルソーを〔フランス語から〕英語に翻訳することは、無意味なアクロバットなくして不可能である。利己愛と自己愛の双方を言い表すにはself-loveという一語しかない。アダム・スミスとルソーの比較はきわめて興味深いものであり、私はそれについてさまざまな著作で取り組んだが、この作業を前者の言語〔英語〕で行なうのはかなり難しいだろう。以下を参照 Jean-Pierre Dupuy, *Introduction aux sciences sociales*, Paris, Ellipses, 1992 ; « Invidious Sympathy in The Theory of Moral Sentiments », *The Adam Smith Review*, vol. 1. II, 2006, p.96-121.

(10) Lettre à Christophe de Beaumont, Archevêque de Paris, mars 1763, Amsterdam.〔ルソー「パリ大司教クリストフ・ド・ボーモンへの手紙」『ルソー全集』第7巻、白水社、1982年、437頁以下〕

(11) リュシアン・スキュブラの次の美しいテクストを参照。Lucien Scubla, « Est-il possible de mettre la loi au-dessus de l'homme ? Sur la philosophie politique de Jean-Jacques Rousseau », in Jean-Pierre Dupuy, *Introduction aux sciences sociales, op. cit*.

(12) 社会理論、道徳理論、政治理論の主要な文献を読み返すと、台風の目のように、特異点の周りを取り巻きながらそれを逃れるシステムしかないように思われる。社会哲学、道徳哲学、政治哲学に関する私の研究の大半は、こうした形態の脱構築のようなものだと要約しうる。それは、完全な実直さを得るにはあまりにも逆説的な完全さを必要とするものだ。たとえば、ホッブズの権力、フロイトにおける群衆の指ンス語訳は私が行なった。

（14）The Ilulissat Statement, Kavli Futures Symposium, « The Merging of Bio and Nano : Towards Cyborg Cells », 11-15 june 2007, Ilulissat, Groenland.

（15）物議を醸す実業家でもある生物工学者ジョン・クレイグ・ヴェンターは、ヒトゲノムの配列決定を最初に行なった2人の科学者のうちの一人として世界的に知られている。

（16）Philip Ball, « Meanings of "Life" », Éditorial, *Nature*, vol. 447, 28 june 2007, p. 1031-1032. その副題は「合成生物学は慢性的生気論に歓迎すべき解毒剤を与える」である。

（17）1ナノメートルは1メートルの10億分の1であり、1ミクロンは1メートルの100万分の1である。

（18）Hannah Arendt, *Journal de pensée (19501973), op. cit*.〔ハンナ・アーレント『思索日記II 1953-1973』（叢書・ウニベルシタス）、法政大学出版局、2006年、182頁（ノート22、1958年1月［43］）〕

第9章　台風の目のなかの死

（1）Jacques Madaule, *Considération de la mort, op. cit*., p. 104. 以下に引用。Cité par Vladimir Jankélévitch, *La Mort, op. cit*., p. 289.〔前掲『死』294頁〕

（2）*op.cit*. この本が出版された頃、私はソルボンヌ〔大学〕やラジオでジャンケレヴィッチの死に関する講座を受けていた。

（3）*Essais*, I, 19.〔モンテーニュ『エセー』第1巻、宮下志朗訳、白水社、2005年、148頁〕

（4）*La Mort, op. cit*., p. 284.〔前掲『死』289頁〕

（5）François de La Rochefoucauld, *Réflexions ou sentences et maximes morales*, Paris, 1665, XXVI.〔ラ・ロシュフコー『ラ・ロシュフコー箴言集』二宮フサ訳（岩波文庫）、岩波書店、1989年、18頁〕

（6）いまでも強烈に残っている思い出を想起することを許されたい。1960年の夏のことだ。私は高等師範学校の数学科の入試で口頭試問を受け、当時の最も偉大な解析幾何学者の一人から質問された、というよりは尋問されたと言うべきか。テーマは当時の私が知らなかったものだったが、それはほとんど微分不可能な連続関数の級の特性に関するものであり、より一般的には「階段状の曲線」という名で知られてい

the Mind, op. cit. 情報理論において「ノイズ」とは、信号の伝達を乱すものすべてのことである。以下の2つの実験では、ノイズは偶然というかたちをとっている。

(6) スタンフォード大学の数学教授ジョージ・ポリアに因んでいる。彼はとりわけ、同じハンガリー出身のジョン・フォン・ノイマンの師だった。

(7) とりわけ、ルイジ・パレイゾンの以下の著作を参照。Luigi Pareyson, *Conversations sur l'esthétique*, trad. Gilles A. Tiberghien, Paris, Gallimard, 1992.

(8) Jean-Pierre Dupuy, « Some Pitfalls in the Philosophical Foundations of Nanoethics », *Journal of Medicine and Philosophy*, vol. 32, 2007, p. 237-261 ; Jean-Pierre Dupuy, « Complexity and Uncertainty. A Prudential Approach to Nanotechnology », in John Weckert et al. (dir.), *Nanoethics : The Ethical and Social Implications of Nanotechnology*, Hoboken (NJ), John Wiley & Sons, 2007 ; Jean-Pierre Dupuy, « The Double Language of Science, and Why It Is so Difficult to Have a Proper Public Debate About the Nanotechnology Program », foreword to à Fritz Allhoff et Patrick Lin (eds.), *Nanoethics : Emerging Debates*, Dordrecht, Springer, 2008 ; Jean-Pierre Dupuy et Alexei Grinbaum, « Living With Uncertainty : Toward a Normative Assessment of Nanotechnology », *Techné*, joint issue with *Hyle*, vol. 8, n° 2, 2004, p. 425.

(9) Mihail C. Roco et William S. Bainbridge, *Converging Technologies for Improving Human Performance : Nanotechnology, Biotechnology, Information Technology and Cognitive Science*, Washington, National Science Foundation, 2002.

(10) *Ibid*., p. 13. フランス語訳は私が行なった。

(11) Damien Broderick, *The Spike : How Our Lives Are Being Transformed by Rapidly Advancing Technologies (1997)*, New York, Forge, 2001, p. 118.

(12) Paul Valéry, Cahier B, 1910. 以下に引用。Georges Canguilhem, « Machine et organisme » (19461947) ; repris in *La Connaissance de la vie, op. cit*., p. 150.〔ジョルジュ・カンギレム『生命の認識』杉山吉弘訳（叢書・ウニベルシタス）、法政大学出版局、2002年、(22) 頁〕

(13) Kevin Kelly, « Will Spiritual Robots Replace Humanity by 2100 ? », in *The Technium*, A Book in Progress, 2006, http://www.kk.org/thetechnium/. フラ

Who Won't ? », *New York Times*, 21 march 2020.

(12) 原則からその実施へ移行する際の不透明性こそ、無人自動車に搭載された倫理を非人間的なモラル・マシンにしてしまう。アレクセイ・グリンボームの優れた著書を参照。Alexei Grinbaum, *Les Robots et le Mal*, Paris, Desclée de Brouwer, 2019.

(13) しかし、スタンフォード大学の私の学生たち（非アメリカ人の学生で、ヨーロッパ系かアジア系か問わない）を対象に非公式の調査をしたところ、ほぼ全員が逆の選択をすることが分かった。「最期のときとなりました」という宣告は、患者を尊重する担当医から発せられるべきだ、というわけだ。この議論からは、かくも相対立する選択が生じうる原理が何かは導き出されないだろう。

(14) この少女は成長し、いまでは40歳である。私の娘ベアトリスだ。

第8章　「生物学的」な生——その偉大さと衰退

(1) 私はおよそ30年の研究の果てにたどり着いた結論のうちのいくつかを要約している。以下を参照。Jean-Pierre Dupuy, *On the Origins of Cognitive Science*, Cambridge (Mass.), The MIT Press, 2009 ; *The Mechanization of the Mind*, Princeton (NJ), Princeton University Press, 2000; *Les savants croient-ils en leurs théories ? Une lecture philosophique de l'histoire des sciences cognitives*, Paris, INRA Éditions, 2000.

(2) Jean Petitot, Francisco Varela, Bernard Pachoud et Jean-Michel Roy (dir.), *Naturalizing Phenomenology : Issues in Contemporary Phenomenology and Cognitive Science*, Palo Alto, Stanford University Press, 1999.

(3) Georges Canguilhem, « Machine et organisme » (19461947) ; repris in La *Connaissance de la vie* (1952), Paris, Vrin, 2006, p. 143-146.〔ジョルジュ・カンギレム『生命の認識』杉山吉弘訳（叢書・ウニベルシタス）、法政大学出版局、2002年、129－130頁〕

(4) Émile Meyerson, *De l'explication dans les sciences*, Lausanne, Payot, 1921.

(5) これらの表現はネオ・サイバネティクスの伝統、特にハインツ・フォン・フェルスター、アンリ・アトラン、フランシスコ・バレーラによって考案され、用いられているものだ。この伝統について、そしてこの伝統と初期のサイバネティクス、また認知科学一般との関係については、以下を参照されたい。Jean-Pierre Dupuy, *The Mechanization of*

幸福と不幸、あるいはこの文脈では得られた／失われた生命と年数といった、ほかの尺度も考慮することができる。カント的ないしロールズ的義務論のような、別の道徳的な学説も存在する。以降の記述を参照。

（3） フランスでは、CNRS〔フランス国立科学研究センター〕の倫理委員会メンバーであるフレデリック・レビター＝フラックは次のように書くことができたが、おそらく同僚たちの嘲笑を招くことはなかっただろう。「患者たちを選別《トリアージ》する医師は、誰が生存権をもつか否かを述べるためではなく、できるだけ多くの命を救うためにその場にいるのだ」（『ル・モンド』2020年3月16日付）。人が犠牲者を生み出すのはいつも超越的な理想の名においてである。これによって生存権を奪わずとも犠牲者を死なせることができる。

（4） Vladimir Jankélévitch, *La Mort*, Paris, Flammarion, coll. « Champs », 2017, p. 283-284.〔V・ジャンケレヴィッチ『死』仲澤紀雄訳、みすず書房、1978年、288頁〕

（5） *Ibid*., p. 284.〔同書、288頁〕

（6） アメリカでは病院勤務の医師が白衣にMBA〔訳注：経営学修士（Master of Business Administration）の略称〕のバッジを誇らしげに付けているのも珍しいことではない。

（7） John Rawls, *Théorie de la justice,* Paris, Seuil, 1987, coll. « Points », 1997. 原典は以下。*A Theory of Justice*, 1971.〔ジョン・ロールズ『正義論 改訂版』川本隆史／福間聡／神島裕子訳、紀伊國屋書店、2010年〕

（8） *Ibid*., p. 30.〔前掲『正義論 改訂版』6頁〕

（9） ロールズが功利主義に基づく命の計算を明確に不道徳だと判断している事例が少なくとも一つある。それは1945年8月に広島と長崎に原子爆弾を投下するというアメリカの決定に関するものだ。Cf. John Rawls, « 50 Years After Hiroshima », *Dissen*t, summer 1995.〔ジョン・ロールズ「原爆投下はなぜ不正なのか?」川本隆史訳、『世界』1996年2月号、岩波書店〕

（10） Monique Canto-Sperber, « L'âge pour mourir, au temps de la Covid-19 », in Dominique Monneron et Roger-Pol Droit (dir.), *Éthique du grand âge et de la dépendance*, Paris, PUF, 2020, p. 245-258.

（11） Sheri Fink, « The Hardest Questions Doctors May Face : Who Will Be Saved

（3） 手作りの布マスクは本人を守ることはないが、対面の他者を守ることはできる。いわゆる「手術用」マスクは他者だけではなく、程度の差こそあれど、対面者の飛沫から着用者自身を守るものである。しかしながら手術用マスクも、ウイルスの循環において重要であることが現時点（2020年8月）でわかっているエアロゾルの拡散や吸入を防ぐことはできない。

（4） 無症候キャリアは感染症者のうち約40％台を占める。

（5） このパラダイムでは、人間が自分自身の利益だけに導かれる自動機械のように扱われていると非難されることが多い。しかしながら、だからこそ、このパラダイムは本当に自分の利益だけを追求して自動機械のように振る舞っている人々を相手にするときに有効なのである。

（6） ここで問われているパラダイムの語彙を援用すれば、誰もが「フリーライダー」（切符を購入しない地下鉄の乗客）であり、誰もがマスクをしている状況は「ナッシュ均衡」（統合失調症のために25年間にわたって学界から姿を消した後にノーベル経済学賞を受賞した数学者ジョン・ナッシュの名に因む）ではない。誰もマスクをしていない状況こそがナッシュ均衡であり、さらに言えばそれが「支配戦略」である。すなわち、他者が何をしようとも、マスクをしない人の方が得をするということである。

（7） 2020年9月24日の注記。オリヴィエ・ヴェラン厚生大臣の発言。「意に反して自分自身を大切にするよう強制はできないが、意に反して他者を大切にするよう強制はできる」（強調筆者）。

（8） 「一部」としたのは、マスクの種類によっては、着用者を適度に保護できるものもあるからである。〔本章原注（3）を参照〕。

第7章　トリアージのむごたらしさ

（1） この議論は2020年3月の『ニューイングランド・ジャーナル・オブ・メディシン』〔訳注：アメリカの医学雑誌〕の記事上でなされた。

（2） 功利主義とは、心理学的な学説である以前に、倫理学的な学説である。その命法は次のように述べることができる。すなわち、汝の行動によって常に、集団の効用の指数を可能な限り大きく、個々人の効用の総和に等しいものであるようにせよ。厳密な意味での功利主義において、効用とは定義からして快楽と苦痛の代数的な総和のことだが、い。Jules Vuillemin, *Nécessité ou contingence, L'aporie de Diodore et les systèmes philosophiques*, Paris, Éditions de Minuit, 1984.

(10) Jules Romains, *Knock ou le Triomphe de la médecine*, 1923.〔ジュール・ロマン『クノック』岩田豊雄訳、新潮社、1953年、18、44頁〕

(11) 2002年12月2日にブレーメンで逝去したイリッチが書いていた最後の文章はまさに予防医学に関するものであった。彼はドイツ人の同僚で、ソーシャルワークの専門家であるシリヤ・サメルスキーとともにこの文章に取り組んでいた。この論考の決定稿を仕上げたのは彼女である。雑誌『エスプリ』には、シリヤ・サメルスキーを筆頭著者とする「リスク思考批判（Critique de la pensée du risque)」というタイトルのフランス語訳が掲載されている（2010年8-9月号)。イリッチはこの論考で述べられていること、特に以下の抜粋に本当に同意していたのだろうか。それは、予測を目的とする遺伝子検査と、それによって蓄積される大量のデータについて論じたものである。以下のように書かれている。これらの検査では「特定の人にとって現に何が起こっているのかを導出することはできない。この検査がしているのは、憂慮すべきことが生じる可能性の幅を広げ、現に起きているものを、起こりうるものの層の下に包み込むことにほかならない。この膨大なデータのなかから統計学者が算出した蓋然性が保険会社や免疫学者によってリスクと見なされると、これが患者たちにおいては宣告として内面化される」。この論考は、生命に関する統計の「過剰な独占」に対する痛烈な批判を意図するものであるが、仮想的あるいは反事実的な可能世界にはリアリティがないことをこれ以上なく明確に示している。

第6章　マスクと嘘

(1) 私が「衛生機関の長官」と呼んだのは、ツイッターでしばしば発言している、公衆衛生局長官ジェローム・M・アダムスである。科学評議会の局長と呼んだのはアンソニー・ファウチ博士であり、彼はCBSチャンネルでしばしば発言している。これらのフランス語の表現は私によるものである。

(2) 英語ではlockdownであるが、この語は受刑者が独房に閉じ込められている状態を連想させるため、フランス語よりもはるかに強い表現である。

ナウイルスに感染した細胞では、RNAの約60%がウイルス由来であるが、一般的なウイルスでは1%である。さらに重要なことは、浸透した細胞がサイトカインと呼ばれる分子を介して助けを呼び寄せることである。すると、一挙に押し寄せた白血球は一緒くたになる。それらの白血球は行く手を拒むものすべてを破壊し、残された老廃物は血管を詰まらせ、肺を満たしてしまう。これらの諸特徴がCOVID-19を自己免疫疾患と結びつけるものである［第3章、第12章］。

（3） *Ibid*., p. 4.

（4） ディディエ・ファッサンは誤った推論の危険に陥っている。彼は記事のもう少し先でフランスとドイツを比較しており、後者の方が感染症への対策が適切だったと述べている。彼は以下のように書いている。「ロックダウンによって救われた命の数をもし数えるならば、政府の無策によって失われた命の数も数えなければならないだろう」。「もし数えるならば」については、もちろん数えるべきであり、そうでなければ、これまで言ってきたことは意味をなさなくなる。しかしながら、救われた命と失われた命を同列に並べることは、失われた命から救われた命を差し引いて出た代数的な総和を念頭に置くことになる。だが、もっとうまく対処することができたかもしれないということは、なされたことをいささかも損なうものではない！　得られたものが少ないということは、得られたものを減じるわけではないのである。

（5） S. Hsiang, D. Allen, S. Annan-Phan, et al., « The effect of large scale anti-contagion policies on the COVID-19 pandemic », *Nature*, vol. 584, 8 June 2020, p. 262-267. 以下で閲覧できる。 https://doi.org/10.1038/s41586-020-2404-8.

（6） IIvan Illich et David Cayley, *La corruption du meilleur engendre le pire, op. cit*.〔前掲『生きる希望』〕

（7） David Cayley, « Questions about the current pandemic from the point of view of Ivan Illich », art. cité. https://www.davidcayley.com/blog/2020/4/8/questions-about-the-current-pandemic-from-the-point-of-view-of-ivan-illich-1#

（8） Art. cit. 翻訳と強調は筆者。

（9） ジュール・ヴュイユマンによる以下の必読の概説書を参照された

年〕

（3） Jean-Pierre Dupuy, *L'Avenir de l'économie*, Paris, Flammarion, 2012.〔ジャン＝ピエール・デュピュイ『経済の未来——世界をその幻惑から解くために』森元庸介訳、以文社、2013年〕

（4） Michael J. Sandel, *Ce que l'argent ne saurait acheter*, trad. Christian Clerc, Paris, Seuil, 2014. このフランス語版にはジャン＝ピエール・デュピュイによる序文が付いている〔マイケル・サンデル『それをお金で買いますか——市場主義の限界』鬼澤忍訳（ハヤカワ文庫）、早川書房、2014年〕。

（5） 2020年10月23日の注記。クリスチャン・ゴリエの解決策は、ホワイトハウスでは法律と同様の効力をもっている。とりわけその支えとなっているのは、神経放射線学者でスタンフォード大学教授のスコット・アトラス博士だが、彼も大統領と同じく、疫学やウイルス学の訓練を受けていない。アトラスが模範にしているのは、マサチューセッツ州の小さな町にちなんで名づけられた「グレートバリントン宣言」であるが、その町はアメリカのリバタリアニズムの最先端であるアメリカ経済研究所（AIER）を擁している。この機関は、ホワイトハウスの支援者の一人である億万長者チャールズ・コッチ氏の出資を受けている。感染症対策の正式な国家責任者であるアンソニー・ファウチ博士は、この宣言に含まれる考えを「ばかばかしい」としている。

第5章　二〇〇〇年の詭弁

（1） *Par ici la sortie!*, publication collective des éditions du Seuil, n° 1, juin 2020, p. 3.

（2） ファッサンが選んだ事例は非常に疑わしいものである。なぜなら、麻疹にはワクチンが存在するし、エイズは性感染症だが非伝染性疾患だからである。もし著者がパンデミックの例として、1918年から1919年の「スペイン」インフルエンザを持ち出すなら、新型コロナウイルスはインフルエンザウイルス「ではない」と力説するべきである。コロナウイルスはインフルエンザウイルスよりもはるかに狡猾で、悪賢く、頑固である。私たちが相手にしているのは、非常に特殊なウイルスであり、特に細胞の「プログラム」を破壊するという点で効率的であることを理解し始めたのは、非常に早い時期でのことだった。コロ

vivant, in *Le Monde*, 16 novembre 1970.

(22) David Cayley, « Questions about the current pandemic from the point of view of Ivan Illich », *Quodlibet*, 8 avril 2020.

(23) COVID-19をインフルエンザと同一視するのはコロナ懐疑主義のライトモチーフの一つである。この誤謬が深刻なのは、パンデミックの甚大さを過小評価するために意図的になされることがあるからだ。SARS-CoV-2ウイルスは、インフルエンザよりもエイズウイルスにはるかに似ている。このウイルスは、それが寄生した有機体から離れた後も、免疫システムに自己と非自己の区別をできなくさせ、その有機体を殺すことがあるが、これがCOVID-19と自己免疫疾患との近しさだ［第12章］。これらの問題はきわめて難しく、研究もまだ決着をつけるにはほど遠い状態だ。

(24) Olivier Rey, *L'Idolâtrie de la vie, op. cit.*, p. 16.

(25) David Cayley, *Entretiens avec Ivan Illich*, Saint-Laurent (Québec), Bellarmin, 1996.

(26) 2020年11月1日の注記。選挙戦の最終局面でのドナルド・トランプの激昂した叫びを想起したことを許してほしい。「コロナ、コロナ、コロナ！「フェイクニュース」メディアの口から出るのはこの言葉だけだ」。

(27) Daniel Ellsberg, *The Doomsday Machine : Confessions of a Nuclear War Planner*, New York, Bloomsbury, 2017, p. 2-3. これについての私の考察は以下である。*La guerre qui ne peut pas voir lieu. Essai de métaphysique nucléaire*, Paris, Desclée de Brouwer, 2018, p. 31-34.

(28) Albert Camus, La Peste (1947), Paris, Gallimard, coll. « Folio », 1972, p. 85.〔カミュ『ペスト』三野博司訳（岩波文庫）、岩波書店、2021年、131頁〕

第4章　アントワーヌ・ルヴェルションとの対話

(1) Vladimir Jankélévitch, *Le Je-ne-sais-quoi et le Presque-rien*, Paris, Seuil, 1981.

(2) Albert-László Barabási, *Linked : The New Science of Networks*, New York, Perseus, 2002.〔アルバート＝ラズロ・バラバシ『新ネットワーク思考——世界のしくみを読み解く』青木薫訳、日本放送出版協会、2002

(7) Michaël Fœssel, *Après la fin du monde. Critique de la raison apocalyptique*, Paris, Seuil, 2012 ; coll. « Points », 2019.〔ミカエル・フッセル『世界の終わりの後で――黙示録的理性批判』西山雄二／伊藤潤一郎／伊藤美恵子／横田祐美子訳（叢書・ウニベルシタス）、法政大学出版局、2020年〕

(8) *Ibid*., p. 180.〔前掲『世界の終わりの後で』215頁〕

(9) *Ibid*., p. 193.〔前掲『世界の終わりの後で』233頁〕

(10) *Ibid*., p. 194.〔前掲『世界の終わりの後で』234頁〕

(11) 私は以下で、サイバネティクスのグループにフォン・ノイマンがもたらした概念的な突破口について説明をした。Jean-Pierre Dupuy, *On the Origins of Cognitive Science: The Mechanization of the Mind*, Cambridge (Mass.), The MIT Press, 2009.

(12) Cf. Jean-Pierre Dupuy, « Cybernetics is an Antihumanism : Advanced Technologies and the Rebellion Against the Human Condition », *The Global Spiral*, 5 june 2008.

(13) Cf. Henri Atlan, *Le Vivant post-génomique*, Paris, Odile Jacob, 2011.

(14) 2020年9月20日の注記。ジャン＝ミシェル・ジアンがスイユ社から『イヴァン・イリッチ――未来を解放した男』と題された注目すべき伝記を公刊した。そこには、この例外的な人物の足跡がどのようなものだったかについて貴重な情報がある。

(15) Ivan Illich, *Énergie et Équité*, Paris, Seuil, 1973.〔イヴァン・イリッチ『エネルギーと公正』大久保直幹訳、晶文社、1979年〕

(16) Ivan Illich, *Némésis médicale*, Paris, Seuil, 1975.〔イヴァン・イリッチ『脱病院化社会――医療の限界』金子嗣郎訳、晶文社、1979年〕

(17) 英語版は以下。Ivan Illich, « Health as one's own responsibility : no, thank you ! », *Journal of Consciousness Studies*, vol. 1, n° 1, 1994, p. 25-31.

(18) Ivan Illich et David Cayley, *La corruption du meilleur engendre le pire*, Paris, Actes Sud, 2007.〔イバン・イリイチ著、デイヴィッド・ケイリー編『生きる希望――イバン・イリイチの遺言』臼井隆一郎訳、藤原書店2006年〕

(19) François Jacob, *La Logique du vivant*, Paris, Gallimard, 1970.

(20) Philip Ball, « What is Life ? A silly question ! », *Nature*, 28 June 2007.

(21) Michel Foucault, compte rendu du livre de François Jacob, *La Logique du*

のアイヒマン——悪の陳腐さについての報告』大久保和郎訳、みすず書房、2017年、188頁〕

第3章　いわゆる「生の神聖化」について

（1）1957年12月12日、ノーベル文学賞受賞のためにストックホルムに滞在していたアルベール・カミュは、スウェーデンの学生たちに対して次のように述べた。「いま、アルジェリアでは路面電車に爆弾が投げ込まれています。私の母もその路面電車の一つに乗っているかもしれません。もし爆弾が正義だとしても、私は母の方をとりたい」。この発言は、カール・グスタフ・ビュルストレムが以下で伝えている。Carl Gustav Bjurström, *Discours de Suède*, Paris, Gallimard, coll. « Folio », 1997. カミュに敵対する者たちはこの引用を歪曲して彼の信頼を失墜させようとすることがあった。

（2）Giorgio Agamben, « Una domanda », *Quodlibet*, 13 avril 2020. Traduit de l'italien an anglais par Adam Kotsko. https://www.quodlibet. it/giorgio-agamben-una-domanda.〔ジョルジョ・アガンベン『私たちはどこにいるのか？——政治としてのエピデミック』高桑和巳訳、青土社、2021年、79-80頁〕

（3）Olivier Rey, *L'Idolâtrie de la vie*, Paris, Gallimard, coll. « Tracts », n° 15, 2020.

（4）2020年11月19日のメモ。この数字に達したのは、パンデミックの第三波のときである。大統領選挙の週で、冬が近づいているにもかかわらず、新規感染者数は指数関数的に増加した。15万人を超えるまであと1週間しかなかった。11月中旬には、1日あたりの死者数は2000人、1ヶ月あたり6万人を数え、これも指数関数的に増加している。もし、このままの保健政策を継続、あるいは無策の状況が続き、2021年1月20日の権限移譲までに有効で安全なワクチンが人々に広く行き渡られなければ、すでに25万人いるアメリカのCOVID-19による死者総数は倍に増えることになる。

（5）Luc Ferry, *Le Nouvel Ordre écologique*, Paris, Grasset, 1992.〔リュック・フェリ『エコロジーの新秩序——樹木、動物、人間』加藤宏幸訳（叢書・ウニベルシタス）、法政大学出版局、1994年〕

（6）Olivier Rey, *L'Idolâtrie de la vie, op. cit*.

ニベルシタス)、法政大学出版局、2017年〕

第1章　最良の死

（1） Vladimir Jankélévitch, *L'Irréversible et la Nostalgie*, Paris, Flammarion, coll. « Champs essais », 1974, présentation.〔ヴラジミール・ジャンケレヴィッチ『還らぬ時と郷愁』仲澤紀雄訳（ポリロゴス叢書)、国文社、1994年、序文〕

第2章　コロナ懐疑主義

（1） この項目は、2020年6月4日にオンラインジャーナル「AOC（Analyse Opinion Critique)」にアンドレ・コント＝スポンヴィルへの公開書簡のかたちで掲載されたもので、タイトルは「詭弁というウイルス」であった。コント＝スポンヴィルは、ここで再現できないほどに長い回答を書き、その手紙は2020年6月8日にAOCに掲載された。読者にもぜひ参照されたい。私は、問題となっている誤謬を第5章で問い、第12章で批判の射程を広げた。

（2） そのため、私は次の2つのテキストを読者に紹介するにとどめよう。週刊誌『ル・ポワン』において、アンドレ・コント＝スポンヴィルに対して行なわれた、「衛生的な正しさに陥らないようにしよう」というタイトルのインタビュー（2020年4月16日）と、『フィロゾフィー・マガジン』において彼とフランシス・ウォルフが行なった対話（2020年6月号）である。2020年5月20日現在まで、少なくとも10回はこうした発言がなされており、同様の考えだけでなく、同様の言葉遣いがなされている。

（3） 英語で「Y2K」と呼ばれ、Yは「Year」、2Kは「2000」を表している。

（4） アリストテレス『命題論』における「支配する者の議論」への反論を参照。

（5） 第12章を参照。ACSはここで致命的な間違いを犯している。数字というより概念の問題であるが、私がこの章を書いているときには気がつかなかった。

（6） Hannah Arendt, *Eichmann in Jerusalem : A Report on the Banality of Evil*, Penguin Books, 1997, p. 134.〔ハンナ・アーレント『新版 エルサレム

られた」。「この障壁を乗り越えるのは非常に難しい。自分の目の前にあるものについて、それは存在しないと述べる人々にどうやって説明すべきだろうか」。

(8) 英語では「コスト・ベネフィット（cost-benefit)」である。これは、「費用−便益」とも訳される。フランス語でbénéficeという語を介入させることで、投資の利益がこの方法論で何らかの役を担っていることが告白されているかのようだ。

(9) 本書で引用するのは、これらの知識人のうちのごく少数の、私が最も象徴的と見なす者に限られる。メディアに登場する道化師や陰謀論信者は注意深く避けた。重大な不在としては、ブリュノ・ラトゥールがいる。ラトゥールは2020年4月3日の『フランス・アンテル』紙において次のように宣言している。「この全面的な封鎖を利用せず、われわれをカタストロフへと急き立てるこの周知のシステムの流れを変えないなどということはまったく身の毛がよだつことだ。このカタストロフに比べれば、現在のウイルスのそれは微小な問題だ」（以下に引用。Bernard Perret, *Quand l'avenir nous échappe*, Paris, Desclée de Brouwer, 2020, p. 21. 強調は引用者)。私は、ブリュノ・ラトゥールやその他多くの人々がパンデミックの甚大さを嘲笑うように仕向けている理由について考えてみた。彼らには少なくとも、予知能力と慎みが欠けている。この未来こそが、彼らを嘲笑ったのだ。比較考量を用いるというレトリックについても指摘しておきたい。気候変動や生物多様性の喪失に比して、今回のパンデミックがたいしたことがないということは大いにありうることだ。しかし、このようなレトリックはいささか安直すぎる。どのようなカタストロフであれ、われわれは常に、それを「微小」なものにするような別のカタストロフを見つけることできる。巨大隕石が落下して地球上のあらゆる生を破壊する事態に比べれば、あるいはいっそう蓋然性の高いことだが、われわれの文明に終止符を打つような世界核戦争に比べれば、気候変動などなんのことがあろう。だとすると、われわれは、あらゆる時代の終焉、あるいは終焉のときとしてのアポカリプスのみがわれわれが注意を向けるに値すると結論づけなければならないのだろうか。

(10) Hannah Arendt, *Journal de pensée (1950-1973)*, Paris, Seuil, 2005.〔ハンナ・アーレント『思索日記 新装版』I・II巻、青木隆嘉訳（叢書・ウ

原　注

序　文

（1） Jacques Madaule, *Considération de la mort*, Paris, Corrêa, 1934. 以下に引用。Vladimir Jankélévitch, *Penser la mort ?*, Paris, Liana Lévi, 2003, p. 29. 私の知るかぎり、雑誌『エスプリ』に近いところにいたキリスト教知識人ジャック・マドールのこの著作は、死についての最も深遠で美しい省察の一つである。彼は、死をテーマとしたジャンケレヴィッチの著作にも影響を与えている。

（2） Jean-Pierre Dupuy, *Pour un catastrophisme éclairé*, Paris, Seuil, 2002; coll. "Points", 2004.〔ジャン＝ピエール・デュピュイ『ありえないことが現実になるとき――賢明な破局論にむけて』桑田光平／本田貴久訳（ちくま学芸文庫）、筑摩書房、2020年〕

（3） Henri Bergson, *Les Deux Sources de la morale et de la religion* (1932), in *Œuvres*, Édition du centenaire, Paris, PUF, 1991, p. 1110-1111.〔アンリ・ベルクソン『道徳と宗教の二つの源泉』合田正人／小野浩太郎訳（ちくま学芸文庫）、筑摩書房、2015年、218頁〕

（4） Pablo Servigne et Raphaël Stevens, *Comment tout peut s'effondrer*, Paris, Seuil, 2015.〔パブロ・セルヴィーニュ／ラファエル・スティーヴンス『崩壊学――人類が直面している脅威の実態』鳥取絹子訳、草思社、2019年〕

（5） とはいえ私は本書の最終章（第13章）で結論としてこの方法論を再び提示するつもりである。

（6） これが、先述の崩壊論者たちが理解していなかったことである。彼らは、熟慮の上なのかどうか判然としないが、自らの発言によって自身のアイデンティティをなしている「瓦解」に寄与しているのである。

（7） 私の考察は、フランスに加え、アメリカ合衆国、ブラジルというとりわけこの3ヶ国に関わっている。ホワイトハウスの感染症対策の顧問で有名になったファウチ博士は、婉曲法〔言いたいことの反対のことを否定する表現〕を誰よりもうまく操っているが、2020年11月19日、『ニューヨークタイムズ』紙でこう述べた。「いくつかの国では、感染症によって引き起こされた損失が明らかであるにもかかわらず、それはフェイクニュースだと述べる人がいる」ということに「唖然とさせ

［監訳者］

渡名喜庸哲（となき ようてつ）

1980年生まれ。立教大学文学部准教授。著書に『レヴィナスの企て』（勁草書房）、『カタストロフからの哲学』（共編著、以文社）、訳書にグレゴワール・シャマユー『ドローンの哲学』（明石書店）、ジャン＝ピエール・デュピュイ『聖なるものの刻印』（共訳、以文社）ほか。

［訳者］

田中康平（たなか こうへい）

1997年生まれ。東京大学総合文化研究科地域文化研究専攻修士課程在学。

牛田悦正（うしだ よしまさ）

1992年生まれ。早稲田大学文学学術院修士課程修了。現在在野研究者。共著に『民主主義ってなんだ？』（河出書房新社）、『日本×香港×台湾』（太田出版）、論文に「ケンドリック・ラマー、この人間の無力」（『ユリイカ』第50巻第11号）ほか。

蓮子雄太（はつし ゆうた）

1994年生まれ。早稲田大学大学院文学研究科博士課程在学。主な論文に「人間機械論の「正当化」について」（『In-vention』第8号）、「未知を言明することの消失」（『In-vention』第9号）ほか。

村山雄紀（むらやま ゆうき）

1989年生まれ。早稲田大学大学院文学研究科博士課程在学。主な論文に「フェリビアンとド・ピールを中心としたフランス古典主義絵画論の射程」（『表象』第16号）、「17世紀後半から18世紀フランスの絵画論における系譜」（『表象・メディア研究』第12号）ほか。

谷虹陽（たに こうよう）

1997年生まれ。東京大学総合文化研究科地域文化研究専攻博士課程在学。

神宮司博基（じんぐうじ ひろき）

1989年生まれ。立教大学大学院文学研究科比較文明学専攻博士課程前期中途退学。

［著者］

ジャン＝ピエール・デュピュイ（Jean-Pierre Dupuy）

1941年生まれ。フランスの哲学者。理工科学校名誉教授、スタンフォード大学教授、フランス放射線防護原子力安全研究所（IRSN）倫理委員会委員長を歴任。主著に『ツナミの小形而上学』（岩波書店）、『チェルノブイリ ある科学哲学者の怒り』（明石書店）、『経済の未来』（以文社）、『聖なるものの刻印』（以文社）、『ありえないことが現実になるとき』（筑摩書房）。

カタストロフか生か
――コロナ懐疑主義批判

2023年1月17日　初版第1刷発行

著　者　ジャン＝ピエール・デュピュイ
監訳者　渡名喜庸哲
発行者　大江道雅
発行所　株式会社 明石書店

〒101-0021　東京都千代田区外神田6－9－5
電話　03（5818）1171
FAX　03（5818）1174
振替　00100-7-24505
https://www.akashi.co.jp/

装丁　宗利淳一
印刷　株式会社文化カラー印刷
製本　協栄製本株式会社

（定価はカバーに表示してあります）

ISBN978-4-7503-5497-2

ドローンの哲学
遠隔テクノロジーと〈無人化〉する戦争

グレゴワール・シャマユー 著
渡名喜庸哲 訳
■四六判／並製／352頁 ◎2400円

ドローンは世界中を戦場に変え、戦争は「人間狩り（マンハント）」となる。その影響は軍事だけでなく、心理、地理、倫理、法律、政治等々、われわれの社会を大きく変えるだろう。本書は、ドローンがもたらす帰結とは何か、「哲学」的に考察する。

内容構成

プレリュード
序文
第1章　技術と戦術
第2章　エートスとプシケー
第3章　死倫理学
第4章　殺害権の哲学的原理
第5章　政治的身体
エピローグ――戦争について、遠くから〔遠隔戦争について〕
訳者解題　〈無人化〉時代の倫理に向けて
